DES

ACCIDENTS VERTIGINEUX

ET APOPLECTIFORMES

DANS

LE COURS DES MALADIES DE LA MOELLE ÉPINIÈRE

PAR

C. GIRAUDEAU

Docteur en médecine de la Faculté de Paris,
Ancien interne des Hôpitaux de Paris,
Lauréat de la Faculté de Médecine,
Membre de la Société anatomique.

PARIS

ADRIEN DELAHAYE ET ÉMILE LECROSNIER, ÉDITEURS

PLACE DE L'ÉCOLE DE MÉDECINE

1884

DES
ACCIDENTS VERTIGINEUX
ET APOPLECTIFORMES

DANS

LE COURS DES MALADIES DE LA MOELLE ÉPINIÈRE

PAR

C. GIRAUDEAU

Docteur en médecine de la Faculté de Paris,
Ancien interne des Hôpitaux de Paris,
Lauréat de la Faculté de Médecine,
Membre de la Société anatomique.

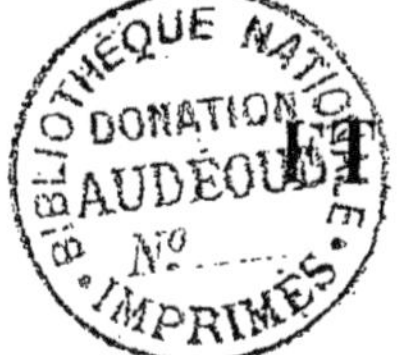

PARIS

ADRIEN DELAHAYE ET ÉMILE LECROSNIER, ÉDITEURS
PLACE DE L'ÉCOLE DE MÉDECINE

1884

INTRODUCTION

Les progrès accomplis depuis quelques années dans l'étude des maladies du système nerveux ont montré que certaines affections encéphaliques et médullaires considérées il y a peu de temps encore comme distinctes les unes des autres, présentent entre elles, au contraire, de nombreux points de contact et peuvent se combiner réciproquement pour donner naissance à un complexus symptomatique dans lequel il reste à démêler la part prise par les diverses parties du système nerveux.

L'étude successive de ces diverses affections, excellentes au point de vue didactique pour la facilité de l'exposition, rencontre donc en clinique de nombreuses difficultés; car, à côté des cas typiques qui sont en définitive en minorité, il existe une foule de variétés hybrides qu'il importe de savoir reconnaître. Telle est la sclérose en plaques qui se montre si fréquemment à la fois et dans le cerveau et dans la moelle, et qui sous le nom de variété cérébro-spinale représente la forme habituelle de cette maladie; telles sont encore la sclérose des cordons postérieurs de la moelle et la méningo-encéphalite chronique diffuse, que l'on considère aujourd'hui avec MM. Baillarger, Westphal, Magnan, Ball, etc., comme intimement liées l'une à l'autre dans beaucoup de cas. L'atrophie musculaire progressive et la paralysie labio-glosso-laryngée envisagées il y a quelques années encore par Duchenne comme deux maladies distinctes, superposées, sans lien anatomique commun, ne forment elles pas aujourd'hui après les travaux de M. Charcot, Hayem, Hallopeau, etc., une seule affection débutant ordinairement par la moelle pour se propager au bulbe, mais pouvant suivre une marche inverse sans que l'essence même de la maladie en soit modifiée. Cette marche envahissante du processus anatomo-pathologique n'appartient pas du reste en propre à la maladie d'Aran-Duchenne, mais se rencontre dans plusieurs affections aiguës de la moelle et même dans la méningo-myélite chronique diffuse, ainsi que nous en rapporterons un exemple personnel dans le cours de ce travail.

Tous ces processus morbides, qu'ils frappent simultané ment des points isolés de la moelle et de l'encéphale ou qu'il$_s$ se propagent de l'un à l'autre par voie de continuité, présentent indépendamment des symptômes propres à chacun d'eux, un certain nombre de manifestations bulbaires et cérébrales, décrites ordinairement sous les noms de « *vertiges, étourdissements, pertes de connaissance, attaques dites congestives,* etc. »

Ce sont ces manifestations, analogues à celles de la paralysie générale progressive, que nous avons eu l'idée de réunir dans une même description, afin d'étudier les liens qui les rattachent aux affections médullaires qu'elles viennent compliquer, les allures qu'elles affectent dans chacune d'elles, l'importance diagnostique et pronostique qu'elles revêtent, enfin la signification qu'elles nous ont paru avoir au point de vue pathogénique.

Notre travail est donc une étude d'ensemble, un essai séméiotique, dans lequel nous avons été obligé de tenir compte bien plus de la généralité des faits que des particularités présentées par telle ou telle observation ; aussi, tout en faisant de nombreuses citations, avons-nous été obligé de restreindre le nombre des observations annexées à notre travail et de reproduire surtout celles qui, soit personnelles, soit empruntées à divers auteurs, sont de nature à apporter des documents à l'appui d'un fait encore contesté.

Les troubles que nous nous proposons de passer en revue peuvent se diviser en deux catégories : *accidents vertigineux, accidents apoplectiformes*, tout en reconnaissant qu'ils ne forment pas deux groupes absolument distincts de manifestations cérébrales, mais bien deux degrés d'un même syndrôme. Entre le vertige le plus passager et l'attaque apoplectiforme complète, il existe une foule d'accidents intermédiaires qui peuvent se trouver réunis sur le même malade, ou bien, au contraire, se répéter pendant longtemps et revêtant toujours les mêmes allures pour faire place par la suite à des manifestations cérébrales ou bulbaires plus graves. Les sensations vertigineuses les moins intenses acquièrent ainsi en clinique une importance diagnostique et pronostique telle qu'il y a tout intérêt à les comprendre dans la même description que les pertes de connaissance les plus sérieuses en apparence. Aussi est-ce bien plus pour la facilité de l'exposition que pour nous conformer à la réalité des faits que nous avons cru devoir étudier ces accidents séparément ici, nous proposant du reste, par la suite, de les réunir dans un chapitre d'ensemble, afin de montrer leur enchaînement et les particularités qu'ils présentent dans chacune des affections où on les rencontre.

Les matériaux de notre travail ont été puisés presque en totalité dans le service de nos excellents maîtres, MM. Marc Sée, Proust, Hayem, Hallopeau. Nous profitons de l'occasion qui nous est offerte pour les remercier de l'intérêt qu'ils nous ont toujours témoigné et de la bienveillance avec laquelle ils nous ont servi de guides dans nos recherches.

Qu'il nous soit permis en terminant d'adresser tous nos remerciments à notre maître, M. le Professeur Hayem, pour avoir bien voulu accepter la présidence de notre thèse; qu'il soit assuré de notre vive reconnaissance pour les excellents conseils qu'il n'a cessé de nous prodiguer pendant le cours de notre internat.

PREMIÈRE PARTIE

1° DES ACCIDENTS VERTIGINEUX

Les accidents vertigineux qui peuvent se montrer dans le cours de certaines affections médullaires, apparaissent en général sous forme *d'accès* et revêtent le plus souvent les caractères du vertige giratoire (Charcot) ; il semble alors au malade, que tous les objets qui l'entourent passent devant lui avec une effrayante rapidité, ou bien, au contraire, c'est lui qui croit être animé d'un mouvement circulaire irrésistible. Plus rarement il a la sensation d'exécuter des mouvements de culbute ou d'être entraîné latéralement ; dans ce dernier cas, il incline la tête du côté correspondant à celui de la translation supposée. D'autres malades enfin sont persuadés que leurs jambes se dérobent sous eux.

Ces sensations de déplacement entraînent à leur suite des *troubles de l'équilibre* qui en sont la conséquence forcée et obligent ceux qui en sont l'objet à se cramponner aux objets environnants, aux personnes qui les approchent afin de se soustraire à une chute imminente. Parfois celle-ci ne peut être évitée et aussitôt tombé le malade se relève, se rendant parfaitement compte des sensations qu'il a éprouvées.

Comme dans tous les états vertigineux, on peut noter des troubles associés, tels que lipothymies, nausées, vomissements, incontinence d'urine et des matières fécales, etc..., ceux-ci se montrent de préférence dans les cas de vertige intense, accompagné de perte de connaissance plus ou moins complète, mais ils nous ont semblé moins fréquents que chez les sujets atteints d'accidents vertigineux reconnaissant une autre origine.

Le début de l'accès est tantôt brusque, sans cause appréciable, tantôt provoqué par une cause, toujours la même, ainsi, chez une de nos malades, la sensation vertigineuse se répétait chaque fois qu'elle était obligée de traverser une place publique, (Obs. VIII) tantôt, au contraire, précédé ou accompagné de *sensations subjectives* qui, étant donné leur fréquence et la persistance avec laquelle elles se répètent, acquièrent une réelle importance. Celles que nous avons trouvées signalées le plus habituellement, peuvent être rattachées à l'ouïe, à la vue, au larynx.

Les *troubles auditifs*, précurseurs de l'accès vertigineux, consistent ordinairement en sifflements, bourdonnements d'oreille, bruit métallique, etc. Ces sensations peuvent exister seules, en dehors de tout état vertigineux, mais elles augmentent d'intensité aux approches de l'accès. Tantôt elles sont perçues par les deux oreilles, mais, souvent aussi, comme chez un malade dont nous rapportons l'observation plus loin, (Obs. V) c'est toujours la même oreille qui en est le siège.

Lorsque ce vertige d'origine auditive s'accompagne de chute, celle-ci se fait indifféremment du côté où ont lieu les bourdonnements d'oreille, ou bien du côté opposé ; c'est du moins ce qui résulte de l'interrogatoire auquel nous nous sommes livré auprès de tous les malades que nous avons examinés et qui en étaient atteints. Cette opinion diffère, on le voit, notablement de celle de Guye, qui pense que la chute se fait toujours du côté où les bourdonnements d'oreilles existent avec le plus d'intensité.

Un autre caractère qui est loin d'être constant, mais qui, lorsqu'il existe, a une grande valeur pour établir le diagnostic d'avec les autres variétés de la maladie de Menière, c'est l'intégrité de l'ouïe.

Ici quelques mots d'explication sont nécessaires : on sait que dans certaines affections médullaires, l'ataxie locomotrice par exemple, on trouve assez souvent à l'autopsie des lésions du nerf auditif, les recherches de MM. Rosenthal, Althaus (1), Pierret (2), Feré et Demars (3), etc., ont mis aujourd'hui le fait hors de toute contestation chez ces sujets, pendant la vie, la surdité avait été notée, et c'était elle qu[i] avait conduit à examiner l'état du nerf de la huitième paire.

Chez d'autres médullaires enfin, soit accidentellement, soit par suite des progrès de l'âge, il peut exister des altérations soit de l'oreille externe, (bouchon de cérumen) ; soit de l'oreille moyenne, (inflammation de la trompe d'Eustache), qui diminuent l'accuité auditive à distance, mais qui n'ont rien à voir avec l'affection dont ils sont atteints.

Ainsi, chez ces malades, la mesure de l'acuité auditive à l'aide de la montre, en s'entourant de toutes les précautions d'usage, revèlera un certain degré de surdité que l'exploration, à l'aide du diapason appliqué sur le front, ne viendra pas confirmer, ce qui prouve que « l'obstacle à l'audition des sons siège bien entre la montre et le nerf et non dans le nerf lui-même, que cet obstacle est situé dans les organes de transmission et nullement dans ceux de réception des ondes sonores. »

En dehors de ces cas, nous avons trouvé bon nombre de sujets atteints de vertige auditif ne présentant aucune altération de l'ouïe. Notre ami, le Dr Marie (4), qui a examiné dans le même but, 24 ataxiques du service de M. le professeur Charcot, en a trouvé 17, chez lesquelles il existait manifestement du vertige et des bruits dans les oreilles, sans lésions du *nerf auditif*.

Le nombre des ataxiques qu'il nous a été donné d'examiner, sans être aussi considérable que le précédent, nous a

(1) *Medical examiner*, 1877, n° 12.
(2) *Revue mensuelle*, février 1877.
(3) *Revue de médecine*, 1881.
(4) *Revue de médecine*, janvier 1883.

conduit à des résultats un peu inférieurs à ceux relatés par M. Marie; ainsi sur 12 ataxiques à diverses périodes, nous en avons trouvé 6, ayant ou ayant eu antérieurement du vertige auditif et chez lesquels l'ouïe était intacte.

Mais ce que nous pouvons affirmer c'est qu'il n'y a rien là qui appartienne en propre au tabes, car chez 7 sujets atteints de sclérose en plaques ou de myélites diffuses, nous avons relevé dans les antécédents des bourdonnements d'oreille, des vertiges auditifs d'intensité diverse, alors qu'au moment de notre examen l'acuité auditive était parfaitement intacte.

M. Marie pour expliquer ces faits, a eu recours à l'hypothèse suivante, basée sur les données récentes de l'anatomie normale. On sait, en effet, que depuis quelques années, grâce aux travaux de Horbaczewski (1), Axel Key et Retzius (2), M. Duval (3), etc., on tend à considérer le nerf de la huitième paire comme formé de deux troncs accolés ayant des origines bulbaires différentes et des fonctions distinctes. Plus récemment, M. Erlitzky (4) a décrit les différences histologiques qui existent entre les deux faisceaux qui constituent le tronc du nerf auditif. Les résultats de son travail ont été ainsi résumés par M. Marie : « Le tronc du nerf auditif se compose de deux portions distinctes : une antérieure et inférieure, d'un volume plus considérable, l'autre postérieure et supérieure, ces deux portions se distinguent par les caractères de leurs tubes nerveux. Dans la première portion, on trouve par la dissociation des fibres grêles, dont quelques-unes mêmes sont très déliées ; les cylindres d'axes de ces fibres se colorent mal par le carmin, ils sont recou-

---

(1) Horbaczewski Wiener Sitzungsberitchte, avril 1875.

(2) Studiers, in der Anatomie der nerven system und der Bindegege weber, 2e partie, Stockholm, 1876.

(3) Société de Biologie, 21 février 1880.

(4) *Archives de Neurologie*, t. III, n° 7.

verts d'une couche circulaire de myéline très mince qui ne présente qu'à de rares intervalles des traces d'incisures dans les segments cylindro-coniques ; on n'y voit ni noyaux de la gaîne de Schwann, ni étranglements annulaires ; en revanche, ces fibres présentent le long de tout leur parcours de fréquents renflements, dûs probablement aux cylindres d'axe, ainsi qu'à leurs gaînes ; la couche circulaire de myéline conserve la même épaisseur dans les renflements que dans les parties intermédiaires ; c'est cette première portion du nerf auditif qui constitue le *nerf cochléaire*, le *vrai nerf auditif* (Cyon).

« La deuxième portion contient des fibres plus grosses, se colorant bien par le carmin, présentant des étranglements annulaires, etc. Bref, ressemblant aux autres nerfs de l'organisme, c'est le *nerf vestibulaire* ou *nerf de l'espace* (Cyon.) »

S'appuyant sur cette division du nerf auditif en deux rameaux d'origine, M. Marie pense que « rien n'empêche d'admettre que les dernières fibres seules (celles du nerf de l'espace), leurs noyaux bulbaires ou leur origine cérébelleuse sont le siège de lésions qui déterminent le vertige sans amener l'impotence fonctionnelle du nerf auditif. » Cette hypothèse paraît si séduisante au premier abord que nous avons cru devoir citer les propres paroles de son auteur, espérant que des recherches anatomo-pathologiques ultérieures viendront démontrer le bien ou le mal fondé de cette ingénieuse théorie. Pour le moment, qu'il nous soit permis de faire quelques réserves sur cette singulière prédisposition qu'aurait le nerf de l'espace à s'altérer chez les ataxiques à l'exclusion du vrai nerf auditif.

Les *troubles oculaires*, pour être moins fréquents que les précédents, ne sont cependant pas très-rares ; ils consistent

(1) Élie Cyon, th. de Paris, 1878.

en phosphènes, mouches volantes, diplopie, etc., et persistent souvent pendant toute la durée de l'accès vertigineux. Lorsqu'ils existent indépendamment de toute altération anatomique du fond de l'œil ou de toute paralysie oculaire, ils peuvent bien être considérés comme faisant partie intégrante du syndrôme vertige, mais lorsqu'ils apparaissent chez un sujet atteint par le fait de sa maladie de chute de la paupière supérieure, de strabisme ou d'altération de la rétine, leur signification devient par là même beaucoup plus complexe, car on peut toujours se demander, alors, si le vertige n'est pas consécutif, s'il n'est pas sous la dépendance de ces troubles de la vision. Or, dans ces derniers cas le vertige oculaire présente entre autres caractères distinctifs, la facilité avec laquelle on peut le reproduire à volonté en faisant fixer un objet au malade, la facilité également avec laquelle on peut le faire cesser ou l'empêcher de se produire en faisant fermer un œil au malade atteint de diplopie. Ces deux artifices, au contraire, sont sans action sur l'apparition des servations subjectives oculaires chez les malades qui ne présentent ni altération de la rétine, ni paralysie oculaire. Cette distinction nous semble très importante en pratique, pour reconnaître la cause du vertige, chez les ataxiques, en particulier : faute de l'avoir faite, notre regretté collègue Lecoq (1) a peut-être, dans cette affection, exagéré la fréquence du vertige oculaire sans lésions de l'œil ou de ses annexes.

Le vertige laryngé qui doit cette dénomination au professeur Charcot n'a guère été signalé jusqu'à aujourd'hui que dans le cours de l'ataxie locomotrice, aussi renvoyons-nous ce que nous avons à en dire au chapitre de notre mémoire consacré à cette affection.

A son degré le plus accentué, le vertige s'accompagne de

_____

(1) Lecoq, *Revue de médecine*, 1882.

perte de connaissance, le malade s'affaisse alors sur lui-même ; puis après un temps très court, quelques secondes à quelques minutes, il revient à lui, et, à l'inverse de ce qui a lieu dans le vertige épileptique ou les autres variétés de vertiges impulsifs ; il a conservé en partie le souvenir des troubles qui ont précédé la perte de connaissance. Ceux-ci sont, du reste, les mêmes que dans les cas de vertige simple, leur intensité diffère seule.

Souvent la perte de connaissance ne survient que progressivement, le malade trébuche, les objets auxquels il cherche à se retenir lui échappent, et c'est lorsqu'il est déjà à terre depuis quelques instants, que la notion du moi est abolie. Il n'est pas rare non plus, que la perte de connaissance ne soit pas complète, le malade est alors étendu à terre, les yeux ouverts et fixes ; mais il ne peut ni répondre aux questions qu'on lui pose, ni faire un mouvement.

Ces accès vertigineux qu'ils s'accompagnent ou non de perte de connaissance se répètent d'ordinaire à des intervalles plus ou moins éloignés pendant plusieurs mois et même plusieurs années ; exceptionnellement on en observe un seul et le malade rapporte alors le début de son affection au moment de l'apparition de celui-ci.

Chez quelques sujets, ils surviennent par séries qui évoluent dans le cours d'une à deux semaines ; chaque série est alors séparée de la suivante par un intervalle de bien-être relatif pouvant atteindre jusqu'à plusieurs mois de durée.

Lorsque les accès sont rapprochés, il existe souvent, pendant plusieurs jours, un *état vertigineux* qui oblige les malades à garder le décubitus horizontal et qui s'aggrave de temps à autre, soit à l'occasion d'une émotion, d'un changement de position, d'un déplacement brusque de la tête, soit en haut, soit latéralement (Fournier) (1).

---

(1) Fournier. Ataxie locomotrice syphilitique.

Ainsi un de nos malades (Obs. X) eut pendant plusieurs mois des accès qui reparaissaient surtout lorsqu'il se mettait en marche, il s'affaissait alors sur lui-même ou se retenait aux objets qui l'entouraient sans perdre complètement connaissance.

A la suite de chaque accès, surtout lorsqu'ils sont un peu violents et qu'ils se répètent à des intervalles peu éloignés, il n'est pas rare de voir survenir une lassitude, un affaissement qu'il ne faut pas confondre avec la tendance au sommeil que l'on observe à la suite du vertige épileptique. Lorsque l'accès a été très intense accompagné de perte de connaissance, on peut voir le malade atteint de véritable *impotence fonctionnelle*, être obligé de garder le décubitus horizontal pendant plusieurs heures avant de reprendre l'intégrité de ses mouvements, et cela alors même que l'affection spinale est encore, pour ainsi dire, à l'état latent.

Une autre particularité que nous avons notée dans l'histoire d'un grand nombre de malades, c'est l'identité des troubles qui précèdent chez chacun d'eux les accès vertigineux. Ainsi tel sujet sera presque toujours atteint de vertige giratoire, tel autre aura comme phénomènes prémonitoires des bourdonnements d'oreille qui pourront être parfois plus accusés dans une oreille, toujours la même, etc.

2° ATTAQUES APOPLECTIFORMES.

Les attaques apoplectiformes qui représentent la forme la plus grave des accidents que nous avons à décrire ont été signalées surtout par MM. Charcot et Vulpian dans le cours de la sclérose en plaques, non pas qu'elles appartiennent en propre à cette affection, mais à cause de leur fréquence dans cette maladie. Elles offrent de nombreux points de ressemblance avec les attaques dites congestives qui peuvent compliquer la paralysie générale progressive.

En général le malade est frappé brusquement et la perte de connaissance est subite ; les membres sont dans la résolution, les réflexes sont abolis, la respiration est stertoreuse, la face cyanosée, couverte de sueurs. L'état du *pouls* n'a été noté que dans un petit nombre de cas ; ordinairement il est accéléré 120, 130, 140 par minute (Charcot), régulier et fort, sa fréquence est souvent en proportion de la durée et de l'intensité de l'attaque.

La *température* centrale qui dans l'hémorrhagie et le ramollissement cérébral est au-dessous de la normale dans les heures qui suivent le début de l'attaque s'élève, au contraire, rapidement ici à 39°5, 40° et se maintient à ce chiffre tant que dure l'état comateux. Parfois même elle atteint 40°5, 41° ; ce serait là un signe de la plus haute gravité et qui ne s'observerait guère que dans les cas devant se terminer par la mort. Lorsque, au contraire, l'attaque approche de la fin, la température s'abaisse graduellement à 38°5, 38° et revient peu à peu à son chiffre normal. Chez un malade, cependant,

(1) Charcot, *Leçons sur les maladies du système nerveux.*
(2) Vulpian, *Société médicale des hôpitaux,* 1869.

dont nous publions l'observation ici, nous l'avons vu osciller entre 38°5 et 38° trente-six heures après la fin de l'attaque, en même temps le pouls était fort, vibrant, 90 à 110, par minute, la face était rouge et couverte de sueur.

OBSERVATION I (Personnelle.)

X..., âgé de 27 ans, sujet à de nombreux excès alcooliques, non syphilitique, a joui d'une bonne santé jusqu'en 1879. A cette époque, à la suite d'excès, il fut pris d'une perte de connaissance de deux heures de durée ; quand il revint à lui, il était faible et dut garder le lit pendant plusieurs jours. En 1880, il eut deux attaques semblables à la première ; dans l'intervalle de ces deux attaques, il éprouvait souvent des vertiges pendant lesquels il était obligé de se tenir au mur ou de s'asseoir pour ne pas tomber. En janvier 1881, hématémèse abondante qui dura deux jours environ, et qui, depuis cette époque, a reparu sept à huit fois, à des intervalles variables, survenant toujours à la suite d'excès alcooliques. Dans l'intervalle, pituites le matin, cauchemars nocturnes, tremblement des mains, etc.

Au mois de mars de la même année, il fut pris à l'Opéra d'une perte de connaissance qui dura toute la nuit. Lorsque nous arrivâmes auprès du malade, il était dans le coma depuis deux heures environ ; sa respiration était stertoreuse, sa face rouge, vultueuse, couverte de sueurs ; la résolution des membres était complète, l'insensibilité absolue, les réflexes rotuliens abolis. Le pouls était plein, régulier, accéléré, 120 par minute, la température axillaire s'élevait à 39°7. De temps à autre, on notait quelques mouvements convulsifs dans les muscles de la face des deux côtés. Le malade resta dans cet état jusqu'à huit heures du matin ; la température était alors de 40° depuis deux heures ; le pouls qui avait monté à 130 pulsations, était redescendu à 110. A partir de ce moment, la température commença à décroître ; à dix heures du matin, elle n'était plus qu'à 39°. le pouls à 100 pulsations. En même temps, le malade commençait à exécuter quelques mouvements volontaires, à reconnaître les personnes qui l'entouraient, sans pouvoir parler toutefois.

La parole ne revint qu'à deux heures de l'après-midi ; il était alors très las et pouvait à peine se soulever dans son lit, sans toutefois présenter de paralysie véritable ; le pouls était à 90°, le thermomètre marquait 38°5 dans l'aisselle et resta à ce chiffre toute la journée. Ce ne fut que le lendemain soir qu'il atteignit 38°, et, à partir de ce moment, il redescendit graduellement à 37°5, chiffre qu'il avait atteint le matin du troisième jour.

Les jours qui suivirent cette attaque se passèrent sans accidents dignes d'être mentionnés ; peu à peu le malade reprit ses forces, et au bout d'une semaine, il put retourner à ses occupations.

Au mois de juillet, il eut une hématémèse très abondante, qui se répéta à deux ou trois reprises les jours suivants.

En 1882, nouvelle attaque apoplectiforme analogue aux précédentes. Vers la fin de la même année, apparurent pour la première fois des douleurs fulgurantes, peu intenses, qui se répétèrent pendant six mois presque continuellement.

Au mois de décembre de cette année, les troubles locomoteurs commencent à se manifester, incertitude de la marche, difficulté à diriger ses jambes, etc. Le malade continue néanmoins ses excès alcooliques ; à la suite de veilles répétées, ces troubles locomoteurs s'aggravent avec une rapidité étonnante : en moins de six semaines, il lui devient impossible de se tenir debout ; en outre, les membres supérieurs se prennent, l'écriture devient à peine distincte, enfin on note une chute des deux derniers doigts de chaque main que le malade ne peut parvenir à redresser. La sensibilité est très émoussée, les réflexes sont abolis. Le malade est soumis alors à un traitement hydrothérapique régulier et à un régime hygiénique sévère ; toutes les semaines, on pratique en outre une séance de pointes de feu le long de la colonne vertébrale.

Sous l'influence de cette médication, les accidents s'amendèrent rapidement, les membres supérieurs reprirent les premiers toute leur force, la chute des deux derniers doigts disparut tout d'abord, puis le malade commença à pouvoir marcher avec l'aide d'une canne ; aujourd'hui la marche est devenue possible, mais il existe des signes d'incoordination motrice des plus nets qui, depuis deux mois, ne semblent pas avoir progressé.

Le début de l'attaque est parfois moins brusque ; la perte de connaissance, la résolution des membres arrivent alors graduellement en l'espace de quelques heures et deviennent alors aussi complètes que dans les attaques apoplectiformes à début subit. Il nous a semblé que cette marche des accidents s'observait surtout dans les accès qui surviennent à une période avancée de l'affection médullaire : pour être moins rapides, les accidents n'en sont pas moins graves, nous avons relevé ainsi deux cas de sclérose en plaques (Obs. X (1) et XI du *Mémoire* de MM. Bourneville et Guérard), terminés par la mort dans le cours d'attaques survenues dans ces conditions.

La marche des accidents n'a rien de régulier; parfois, mais assez rarement cependant, les malades reprennent connaissance en partie pendant quelques minutes, puis ils retombent bientôt dans le coma ; ces sortes d'aggravation et de rémission peuvent se répéter à plusieurs reprises sans que le pronostic de l'attaque en soit modifié.

La durée de celle-ci est sujette à de grandes variations : ordinairement courtes, un quart d'heure, une demi-heure, elle persiste fréquemment pendant plusieurs heures, et dans l'observation que nous venons de rapporter nous l'avons vu durer toute une nuit. Dans certains cas exceptionnels et toujours fort graves, l'état comateux peut même exister pendant trente-six, quarante-huit heures.

Chez certains malades, aux symptômes que nous venons d'énumérer, s'en ajoutent parfois d'autres qui, pour être inconstants, n'en ont pas moins une grande importance à cause des difficultés de diagnostic qu'ils peuvent susciter. Sans parler des nausées, des vomissements, de l'incontinence d'urine et des matières fécales, etc., qui ne présentent ici rien de particulier, nous avons noté dans bon nombre d'observations l'existence de *convulsions* cloniques, plus rare-

---

(1) Bourneville et Guérard. *Mémoire sur la sclér. en plaq.*, 1869.

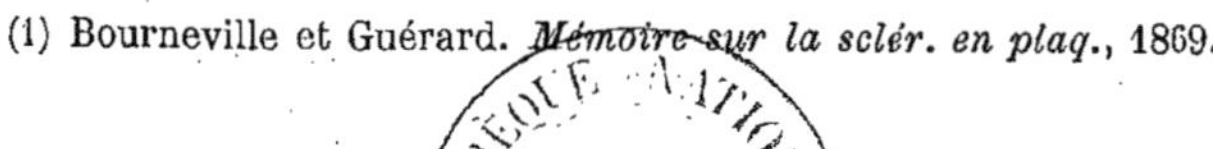

ment de *contractures* qui peuvent se montrer dans les membres ou dans les muscles de la face et qui, lorsqu'elles existent, sont ordinairement peu intenses. Ces convulsions, généralement bilatérales, mais qui peuvent être unilatérales chez quelques sujets, ne se produisent pas pendant toute la durée de l'attaque, elles reviennent de préférence par séries, sous forme d'accès passagers irréguliers et cessent le plus souvent avant le retour de la connaissance.

Dans un nombre assez considérable d'observations, nous avons relevé en outre l'existence de *troubles paralytiques* consistant ordinairement en *hémiplégie*. Déjà appréciable pendant l'attaque apoplectiforme, elle apparaît surtout au sortir du coma : ordinairement flasque, quelquefois compliquée d'un peu de contracture, sans troubles sensitifs, elle s'accompagne chez certains sujets de modifications de température locale qui peut être ou élevée ou abaissée de quelques dixièmes de degrés (Obs. Bourneville et Guérard). Ces hémiplégies, incomplètes pour la plupart, sont passagères : elles ne persistent guère au-delà de quinze jours à trois semaines et disparaissent sans laisser de traces. Leur apparition n'a donc pas une gravité très grande, mais elles peuvent se compliquer d'aphasie ou se reproduire à diverses reprises à l'occasion d'attaques ultérieures sans avoir du reste de tenacité plus grande que lorsqu'elles apparaissent pour la première fois.

L'observation suivante, publiée par M. Vulpian (*Revue de Médecine*, 1882, p. 142), est un bel exemple d'attaques apoplectiformes accompagnées à la fois de convulsions et d'hémiplégie :

OBSERVATION II (résumée).

M. Vulpian, *Revue de Médecine* 1882, *pag. 142.*

Affection tabétique de la moelle épinière. Diarrhée depuis une dizaine d'années. Phénomènes épileptiformes au début de l'affection médullaire. Phénomènes du même genre à plusieurs reprises pendant l'évolution de la maladie; une des attaques épileptiformes suivie d'hémiplégie passagère. Tableau clinique un peu différent de celui de tabes dorsalis classique. Affaiblissement passager de certains groupes musculaires. Crises laryngées, etc.

Le nommé Kuperlé Charles, âgé de 27 ans, entre à la Charité, le 16 octobre 1879.

Le père et la mère du malade, ses frères et sœurs jouissent d'une excellente santé. Il n'y a eu d'accidents nerveux chez aucun d'eux. Nulle trace chez lui de syphilis ou d'alcoolisme. N'a jamais eu ni rhumatismes ni maladies de la peau.

Il a été soldat de 1876 à 1877, et, après son service, il a repris sa profession de quincaillier.

Depuis l'âge de 18 ans, c'est-à-dire, depuis 1870, le malade a une diarrhée qui vient tous les deux mois et qui dure trois ou quatre jours environ.

En avril 1879, il fut après déjeuner subitement pris de vertiges et s'affaissa sans connaissance. On lui a dit qu'il ne s'était pas débattu, qu'il n'avait pas eu d'écume aux lèvres et qu'il ne s'était pas mordu la langue. Cinq minutes après, il était revenu à lui.

En mai suivant, un soir, il fut pris sans vertiges, ni étourdissements, d'une déviation de droite à gauche de la commissure labiale gauche : il aurait aussi eu une déviation de l'œil gauche. Il avait, dit-il, toute sa connaissance, et, ayant voulu crier, il ne put le faire, parce que sa langue était immobile, cinq minutes après, tout était rentré dans l'état normal.

Vers la fin de ce même mois, ses forces diminuèrent. Il se fatiguait facilement. De temps en temps, il était pris d'une céphalalgie lui donnant la sensation d'un étau qui lui aurait comprimé le front et les deux tempes.

Au mois de juin suivant, à la suite d'excès de travail, il ressentit pendant la marche des douleurs dans les deux genoux ; ceux-ci fléchissaient sous lui, mais ils n'étaient pas gonflés.

Au mois de juillet suivant, ses forces avaient diminué dans une proportion notable.

En août la faiblesse des jambes et des bras augmenta encore.

Au mois de septembre, à la suite de marches forcées, il devint incapable de continuer ses occupations.

Etat actuel. — Le malade a tous les jours une céphalalgie revenant et disparaissant plusieurs fois, mais n'ayant qu'une courte durée. A certains moments, il éprouve des douleurs en ceinture, douleurs assez vives, ayant leur siège immédiatement au-dessus des hanches ; à d'autres moments, c'est un frémissement épigastrique s'irradiant dans les membres supérieurs et inférieurs, la sensation perçue n'est pas douloureuse dans ces moments, et le malade la compare à celle que produirait un corps cheminant dans les tissus.

Souvent il est pris de tremblement des quatre membres ; il ne peut alors ni se tenir debout ni prendre à la main le moindre objet.

Anorexie depuis son entrée à l'hôpital : après avoir mangé, il a la sensation d'un poids sur l'épigastre : cette sensation disparaît avec les vomissements qui l'accompagnent toujours.

Pas d'arthropathie, pas de douleur à la pression des vertèbres.

La sensibilité est à peu près conservée sous toutes les formes dans toute la partie supérieure du buste, moins les bras ; si l'on applique la main sur les jambes après avoir préalablement fermé les yeux du malade, il ne sent rien : le pincement doit être intense pour être perçu. Il y a un retard bien appréciable entre le moment où l'on vient de pincer la peau et celui où la perception a lieu ; en outre, le malade n'indique pas exactement, s'il ne l'a point vu, le point du tégument qui a été pincé.

Il n'y a pas d'anesthésie thermique.

Le malade est incapable d'apprécier l'état de flexion ou d'extension que l'on imprime aux genoux ; il ne reconnaît pas la position occupée par ses jambes.

La sensibilité plantaire est diminuée ; on peut frotter la plante du pied du malade sans provoquer de réflexes.

Il n'y a pas d'exagération des mouvements réflexes sous l'influence du pincement de la peau. Les réflexes tendineux rotuliens sont abolis. Il existe un peu d'anesthésie tactile des membres supérieurs. Lorsque le malade ferme les yeux, si on lui dit de porter l'extrémité d'un de ses index sur le bout du nez, il ne l'y place qu'après un certain tâtonnement.

L'examen de la motilité permet de constater que lorsque le malade marche il écarte légèrement les jambes et glisse presque sur le plancher ; les pas ne sont pas pressés, il lève à peine le peid de terre, mais ne fauche pas et ne piétine pas en marchant ; il a de la difficulté à marcher en arrière et à changer de direction, si on lui dit de marcher les yeux fermés ; il est tout troublé et ne peut plus faire un pas.

Lorsque le malade est au lit et qu'on lui dit de lever soit l'un, soit l'autre des membres inférieurs étendus, il exécute le mouvement assez bien, sans que le membre oscille d'une façon bien marquée. Il dit reconnître toujours la position de ses jambes lorsqu'il se réveille ; mais cela est douteux, puisqu'on a constaté, en lui faisant fermer les yeux qu'il ne sait pas dire exactement quelle position on donne à l'un ou à l'autre de ses membres inférieurs.

Les mouvements des bras et des mains sont parfaitement normaux, parfois cependant les membres supérieurs sont atteints comme les membres inférieurs, de tremblement ; mais habituellement il porte très bien et sans hésitation un verre à la bouche.

Iodure de potassium, 1 gramme ; pointes de feu sur toute la longueur de la colonne vertébrale.

1ᵉʳ novembre, en voulant se mettre au lit, le malade a été pris subitement de vertiges et de tremblements et s'est affaissé sans connaissance.

29. Le malade a eu hier une perte brusque de connaissance précédée d'une sensation de fourmillements remontant des extrémités vers la tête, il y avait en même temps sensation de strangulation, il pouvait remuer la langue, mais il lui était impossible d'émettre aucun son.

Depuis son entrée, il se plaint toujours de mal de tête et d'étourdissement.

2 décembre. Au dynamomètre.
         Main droite. 17 1/2.
         Main gauche. 26.
5 décembre. Au dynamomètre.
         Main droite. 23.
         Main gauche. 39.

12. Le malade est allé prendre un bain sulfureux hier vers une heure et demie. A deux heures et demie, il remontait dans la salle, lors qu'il a été pris d'une nouvelle attaque et on

l'a trouvé sans connaissance dans l'escalier. Il avait des mouvements épileptiformes très forts dans les quatre membres. La figure était très pâle, il ne s'est par mordu la langue et on n'a pas remarqué de salivation. On a porté le malade dans son lit ; les mouvements convulsifs avaient cessé au moment où on l'y déposait et avaient fait place à un état comateux. L'attaque paraît avoir duré une demi heure environ. Quand le malade est revenu à lui, il lui était impossible de parler malgré les efforts qu'il faisait ; peu à peu il a remué les lèvres et a ainsi figuré les syllabes des mots qu'il voulait dire. A ce moment, on a constaté une hémiplégie droite presque complète, sans troubles bien manifestes de la sensibilité. L'embarras de la parole a persisté pendant toute la soirée et toute la nuit. Il en est de même de l'hémiplégie.

15. L'hémiplégie droite persiste, mais elle est moins prononcée qu'hier ; le membre inférieur a repris une partie de ses mouvements. Le membre supérieur est encore inerte ; la sensibilité est conservée. Il n'y a pas de déviation des traits. Le malade ne peut pas encore parler, il ne peut pas tirer la langue hors de la bouche. Il comprend bien ce qu'on lui dit et se plaint encore, comme hier, en parlant avec les lèvres, et en faisant des signes, d'une sensation de serrement dans la gorge.

18. Le malade a commencé à pouvoir parler un peu hier ; le membre inférieur droit a recouvré ses mouvements ; le membre supérieur n'est plus inerte. Déjà hier, le malade fléchissait un peu l'avant bras sur le bras. Aujourd'hui, il fait mouvoir un peu les doigts.

19. Il ne reste plus aujourd'hui qu'un peu de faiblesse des mouvements du membre supérieur. La parole est beaucoup plus facile. Nouvelle application de pointes de feu sur la nuque.

30. Le malade accuse des douleurs dans le pied droit. Il n'y a plus traces d'hémiplégie.

10 janvier 1880. La faiblesse que le malade éprouve dans les deux membres inférieurs est toute spéciale et se montre bien lorsqu'il marche. Il n'y a pas d'incoordination proprement dite : les jambes semblent un peu lentes à se mouvoir, mais le pied se détache assez bien du sol. La démarche est celle d'un individu fatigué ; c'est lentement que les membres se soulèvent. Après un petit nombre de pas, le malade est pris d'une

faiblesse soudaine qu'il rapporte aux deux genoux et il fléchit subitement sur ses deux jambes, mais sans jamais s'affaisser jusqu'à terre, car il fait aussitôt un effort violent avec tout le corps ; au besoin même il se cramponne aux objets voisins et seredresse aussitôt.

1ᵉʳ mars. Le malade a eu une petite attaque épileptiforme, caractérisée par quelques mouvements convulsifs des quatre membres ; cette attaque a été bientôt suivie d'une lipothymie. Il est tombé sur son lit, mais il n'a pas perdu tout à fait connaissance.

A partir de cette époque jusqu'au, mois de mars 1881, l'état général du malade s'améliore notablement ; la motilité revient en partie dans les membres inférieurs, les troubles de la sensibilité persistent à peu près ; de temps à autre diarrhée séreuse.

Le 20 mars, on assiste à une véritable quinte de toux. Le malade est sujet à des accès de ce genre ; il est tout à coup pris d'une sensation de constriction au niveau du larynx, qui bientôt est suivie d'une quinte de toux composée d'une série d'expirations se succédant rappidement ; parfois il y a plusieurs quintes consécutives, pendant lesquelles la face se congestionne ; le malade se croit alors sur le point de perdre connaissance.

Assez souvent aussi au sortir du coma on note des accidents d'ordre varié, mais qui presque tous reconnaissent une origine bulbaire : paralysies faciales, paralysie des muscles moteurs de l'œil, névralgies faciales, embarras de la parole, etc.

Dans les heures ou pendant les premiers jours qui suivent l'ictus apoplectique, le malade est en proie à un abattement, à une prostration qui l'oblige à garder le lit ou tout au moins à interrompre momentanément ses occupations.

Lorsque l'attaque a lieu non plus à titre de phénomène prodromique, mais dans le cours de la maladie confirmée, les troubles de la motilité qui la caractérisent subissent brusquement une aggravation notable ; ainsi le tremblement des mains et des pieds, la contracture des membres inférieurs chez les malades atteints de sclérose en plaques deviennent très accusés ; l'incoordination des mouvements égale celle des ataxiques invétérés, etc. Ces troubles ne persistent cependant généralement pas avec toute l'intensité qu'ils présentent au sortir de l'attaque et bientôt survient une phase de rémission dans laquelle, en l'espace de quelques semaines ou de quelques mois, on les voit rétrograder de jour en jour, puis, arrivés à un certain degré d'amélioration rester stationnaires, sans qu'ils ne reviennent jamais à ce qu'ils étaient avant l'attaque ; de telle sorte que, en définitive, chacune d'elles peut être considérée comme une poussée nouvelle, comme un pas fait vers la terminaison de la maladie. Chez bon nombre nombre de sujets, les troubles locomoteurs apparaissent pour la première fois à l'occasion d'un ictus apoplectique ; ils acquièrent d'emblée une intensité des plus grandes pour rétrograder ensuite sans pourtant disparaître complètement, la maladie est dès lors constituée, elle suit une marche régulière à moins que de nouvelles pertes de connaissance ne surviennent.

OBSERVATION III (Charcot, *Progrès médical*, 1879, n° 6.)

Affaiblissement général et graduel des membres ; vertiges ; léger tremblement des mains ; cécité transitoire ; diplopie ; rémissions ; trépidation des membres inférieurs ; douleurs fulgurantes.

Etat de la malade en 1877. — Parésie des membres supérieurs ; contracture passagère des membres inférieurs ; trépidation ; strabisme.

Persistance de la rigidité des membres inférieurs, de la trépidation, etc., en 1878 ; eschares ; érysipèle ; mort. Autopsie : nombreuses plaques de sclérose sur les différentes parties de l'encéphale ; sclérose en plaques de la moelle épinière.

La nommée Haltmay, âgée de 36 ans, couturière, est entrée le 29 juillet 1879, salle St-Jacques, n° 20, service de M. Charcot, à la Salpêtrière. Pas de maladies graves antérieures. Comme ayant pu contribuer au développement de la maladie actuelle, on note des veilles longues et fréquentes.

En 1863, c'est-à-dire à l'âge de 21 ans, H... commença à éprouver un affaiblissement général et graduel de tous les membres; cet affaiblissement s'aggrave très notablement chaque fois, à la suite de certaines crises, consistant en vertiges survenant tout à coup, empêchant la station verticale et par suite desquels la malade plusieurs fois est tombée sur les genoux. Quatre de ces crises surtout sont restées gravées dans la mémoire de H...; jamais elles n'ont été accompagnées de perte de connaissance, mais constamment elles ont été suivies d'une grande prostration et d'une aggravation des symptômes parétiques.

En outre de l'affaiblissement, on note à cette époque dans les membres des fourmillements, aux mains un léger tremblement, survenant à l'occasion des actes intentionnels.

Vers le quatrième mois de la maladie, se déclare très rapidement une cécité qui, un instant, fut presque absolue et a persisté environ trois mois; après quoi, la vision se rétablit très vite. Mais pendant les cinq années qui suivirent, il exista une diplopie presque constante.

A l'âge de 23 ans, les choses en sont venues à ce point que H... est forcée de quitter ses fonctions de femme de chambre. Les vertiges persistaient; la faiblesse des membres s'était accrue. Peu après, la marche était tout à fait impossible et les bras étaient inhabiles à tous les usages.

De 23 à 33 ans, on note dans l'histoire de la maladie plusieurs rémissions remarquables. La première, survenue à la suite d'un traitement empirique, fut telle qu'on put croire un instant à la guérison. Mais bientôt, à la suite d'une frayeur causée par un incendie, survint une rechute. La seconde rémission s'est produite à la suite d'un traitement hydrothérapique suivi à l'hôpital Beaujon; une autre après une saison passée à la Bourboule. Quoi qu'il en soit, la malade est décidément confinée au lit et incapable de se livrer à aucun travail.

Elle note, dans les deux années qui ont précédé son entrée à l'hospice, des trépidations survenant de temps en temps dans les membres inférieurs, où elle éprouvait fréquemment des douleurs fulgurantes, des besoins fréquents d'uriner et parfois l'émission involontaire des urines; un retour de la diplopie à deux ou trois reprises, une certaine lenteur dans l'articulation des mots.

Etat actuel. — Juillet 1877. — Mémoire affaiblie. Il existe une paresse intellectuelle qui fait que la moindre réflexion est suivie de fatigue. L'acuité visuelle paraît seulement un peu affaiblie. Il n'y a plus ni vertiges, ni étourdissements, mais de temps en temps un peu de céphalalgie frontale. Douleurs spontanées dans les lombes ; embarras de la parole léger, mais très manifeste ; aux membres supérieurs, on note que la malade peut élever ses mains au-dessus du lit, les porter même à sa tête sans qu'il y ait tremblement ; mais la force dynamométrique y est extrêmement affaiblie ; les mouvements individuels des doigts pour la flexion ou l'extension sont pénibles, presque impossibles.

Membres inférieurs. — H... est absolument confinée au lit. Ses membres inférieurs non manifestement amaigris, habituellement un peu rigides, dans la demi-flexion sont pris quelquefois de véritables contractures. Quand on lève la malade et que, soutenue sous les aisselles, elle essaye de marcher, les membres inférieurs se raidissent dans l'extension et s'accolent l'un à l'autre sans pouvoir exécuter aucun mouvement. Le réflexe produit par la percussion du tendon rotulien est remarquablement exagéré des deux côtés ; une trépidation très accentuée se produit lorsque l'on provoque la flexion dorsale du pied aussi bien à droite qu'à gauche. Des soubresauts se produisent simultanément de temps en temps dans ses membres. Pas d'anesthésie ; pas d'hyperesthésie ; sensations de fourmillements dans les pieds, surtout aux talons, où H... se plaint de ressentir des morsures ; urines et garde-robes involontaires.

Octobre 1877. — La malade se réveillant un matin s'aperçoit qu'elle voit double, et l'on constate qu'en effet il s'est produit un strabisme externe de l'œil droit.

Tel était l'état de la malade, lorsque le 23 décembre elle fut présentée aux démonstrations cliniques comme un bon exemple de sclérose en plaques fruste.

Peu de temps après (fin décembre), survient une eschare au sacrum : un érysipèle se montre à la fesse gauche et gagne la cuisse ; il ne s'arrête que vers le milieu de janvier. En février 1878, l'eschare s'est agrandie. La santé générale, qui s'était jusque-là à peu près maintenue, se détériore visiblement. On note que le strabisme et la diplopie ont disparu. L'embarras de la parole est toujours le même. Tous les mouvements de la langue sont libres ; elle est le siège de mouvements fibrillaires. La rigidité des membres inférieurs, la trépidation et l'exagération du réflexe rotulien provoqués persistent, au même degré ; ils sont constants avec exacerbation ; de petites eschares se produisent aux membres inférieurs sur les divers points soumis à une pression. La mort survient le 3 mars 1878.

Autopsie. — Cerveau. Après l'ablation de la pie-mère, on trouve à la base du cerveau des plaques scléreuses disséminées, offrant la disposition suivante : 1° une plaque sur le nerf olfactif gauche ; 2° une plaque sur chacun des deux nerfs optiques au voisinage du globe oculaire ; 3° une plaque sur la bandelette optique droite ; 4° une plaque sur le pédoncule cérébral gauche ; 5° on compte sept plaques à la surface de la protubérance ; 6° enfin une plaque sur chaque olive, une sur chacune des pyramides antérieures.

A la surface des circonvolutions de la convexité se voient quelques plaques très superficielles et de très petites dimensions, n'intéressant guère que les deux ou trois premières couches de la substance grise.

A la surface des ventricules latéraux, il existe un grand nombre de plaques, toutes de très petites dimensions ; elles sont nombreuses, surtout au niveau de l'angle externe des ventricules ; quelques plaques se voient encore à la surface et à l'intérieur des gros noyaux ainsi que dans le cervelet.

Moelle épinière. Plaques scléreuses disséminées un peu partout dans les diverses régions de la moelle épinière. Immédiatement au-dessous du bulbe, ce sont les faisceaux postérieurs surtout qui sont atteints ; au niveau du renflement cervical, une plaque se voit sur chacun des cordons latéraux. A la région cervicale inférieure, une plaque sur le cordon latéral gauche. Dans une bonne partie en hauteur de la région dorsale, la substance de la moelle est envahie à peu près uniformément dans les diverses régions par la sclérose.

A la partie supérieure de la région lombaire, plaque intéressant une partie des faisceaux postérieurs. Tandis que les muscles des membres supérieurs sont rouges, ceux des cuisses sont jaunes et pâles ; aux mollets, surtout à droite, ils sont plus jaunes que partout ailleurs.

Poumons légèrement emphysémateux et congestionnés, pas de tubercules. Foie gras. Les bassinets contiennent quelques concrétions et un peu d'urine purulente. Les parois de la vessie sont épaissies. Autour de l'orifice de l'urèthre, mamelons ardoisés, recouverts d'une néo-membrane d'un blanc sale. Urines purulentes. Le cœur, les artères, la rate, l'utérus et les ovaires n'offrent aucune altération.

La mort est rarement la conséquence d'une attaque apoplectiforme, surtout dans les accès du début ou des premières périodes de la maladie; lorsqu'au contraire ils se manifestent chez un individu atteint d'une affection médullaire depuis de longues années, leur pronostic devient par là même beaucoup plus sérieux, toutefois même dans ces cas c'est un mode de terminaison peu fréquent.

Le nombre des attaques n'offre rien de constant, il varie avec chaque affection spinale et dans chacune d'elles on note des différences individuelles qui tiennent beaucoup à l'hygiène du malade (fatigues intellectuelles et corporelles, excès de de boissons, veilles, séjour dans une atmosphère viciée, etc.), en général cependant elles ne se répètent guère au-delà de trois à quatre fois, exceptionnellement, nous les avons vu signalées sept fois comme dans l'observation ci-jointe :

OBSERVATION IV (Résumé de l'Observation X du mémoire de MM. Bourneville et Guérard, sur la *Sclérose en plaques*, 1869.

Sclérose en plaques disséminées (forme cérébro-spinale); excès de travail ; céphalalgie ; vertiges ; hémiplégie incomplète à gauche, puis à droite ; secousses ; excitations réflexes ; difficulté, impossibilité subite de la marche ; phénomènes oculaires ; attaques apoplectiques ; mort; nombreuses plaques de sclérose dans le cerveau, la protubérance, la moelle. (Observation de Ludwig Léo.)

Adolphe Nolle, étudiant en théologie, né en 1834, a joui d'une bonne santé jusqu'en 1850. Au mois de juin de cette année, il fut pris de temps à autre d'accès vertigineux que provoquaient surtout une marche rapide et qui disparaissaient progressivement s'il ralentissait son pas ou s'arrêtait. Pendant le vertige, il lui fallait parfois s'appuyer à un mur, et lui était impossible de fixer son regard sur un objet déterminé. Comme il n'interrompit pas son travail et qu'il couchait auprès d'un mur chauffé par un four situé derrière, ses malaises s'accrurent au point qu'il avait la tête toujours lourde et embarrassée.

Une nuit, vers la fin d'août, il fut éveillé par de violentes palpitations ; il essaya de se lever et tomba par terre, sans perdre connaissance. Il dit avoir d'abord transpiré abondamment, après avoir eu froid ; il lui était impossible de saisir les objets environnants. Il ignore combien de temps dura cette situation, enfin il put se relever et se remettre au lit. Le lendemain, il s'aperçut que sa bouche était déviée à gauche et que toute la moitié gauche de son corps était notablement affaiblie. Les jours suivants, cette faiblesse se transforma en paralysie. En même temps, le côté droit commença à s'affaiblir et il se produisit des mouvements réflexes anormaux, surtout des secousses dans les bras qui l'empêchaient d'écrire. Bientôt cette paralysie alla en diminuant progressivement et finit par disparaître.

En 1861, apparaît de la difficulté pour marcher; sa démarche était chancelante, il pouvait à peine faire cinquante pas sans se fatiguer. En 1862, il entra à l'hôpital de Bonn ; à cette époque, on constate que le malade, malgré sa forte constitution et sa musculature encore assez développée, a de la peine à se tenir debout. Quand il marche seul, il lui faut s'appuyer au mur pour ne pas tomber. En marchant, la jambe levée décrivait des mouvements de fronde dans diverses directions ; la jambe appuyée au sol se tenait droite et ferme, mais les muscles présentaient un tremblement oscillatoire, qui apparaissait dans les deux jambes quand le malade voulait se tenir debout. Le malade, couché, pouvait mouvoir la jambe avec force, la fléchir et l'étendre ; mais ces mouvements se faisaient toujours avec une certaine rapidité anormale. La sensibilité aux deux extrémités inférieures était considérablement amoindrie. Ses bras étaient assez indemnes. Les phénomènes paralytiques, du côté du facial, étaient presque insensibles. La pupille droite était enfoncée et tirant sur le gris, ce qui expliquait l'affaiblissement de la vue. La langue était tremblottante, la parole scandée. L'intelligence paraissait intacte.

Le malade est resté 4 ans à l'hôpital avant de mourir ; sa maladie n'a fait que s'aggraver incessamment, tantôt brusquement, tantôt progressivement. L'aggravation brusque de la maladie se produisait par attaques apoplectiformes nocturnes analogues à celles de 1860, et qui reparurent 7 fois en 4 ans (27 octobre et 8 décembre 1862, 7 janvier et 14 août 1863, 2, 3 février et 21 juillet 1865, 26 mars 1866.) Des palpitations, de la céphalalgie, l'afflux du sang à la tête réveillaient le malade ; il sentait ses mouvements empêchés, sans perdre connaissance ; il savait avec précision et racontait le matin qu'il avait eu une attaque dans la nuit. Le pouls était alors accéléré, parfois galopant, la tête chaude, la bouche déviée d'un côté, la commissure opposée pendante, affaissée, laissant écouler la salive, la parole balbutiante, la main et le bras paralysés du côté attaqué. Toujours, après ces accès, la paralysie de toutes les parties affectées s'aggravait considérablement ; les effets immédiats de l'attaque disparaisssient bien chaque fois au bout de quelques jours, mais l'amélioration consécutive ne ramenait jamais le malade où il en était auparavant. Comme les attaques se montrèrent plus nombreuses, et de préférence (les quatre premières) dans les deux premières années de séjour à l'hôpital, et comme il n'y en eut pas en 1864, la maladie, pendant la première moitié de cette période, atteignit un très haut degré de gravité, puis se maintint stationnaire pendant quelques mois, et enfin se termina par la mort, en avril 1866, à la suite d'une attaque apoplectique semblable tout d'abord aux précédentes, puis compliquée de fièvre et de gêne de la respiration.

A l'autopsie, on trouva des plaques de sclérose disséminées dans la moelle épinière, le bulbe, la protubérance et le cerveau.

Ces attaques apoplectiformes n'étant pas les seules qu'on puisse observer dans le cours des affections médullaires, il importe de les distinguer des manifestations *syncopales* dans lesquelles le pouls et la respiration se suspendent momentanément ou définitivement, des troubles *asphyxiques* qui apparaissent souvent à la dernière période de plusieurs affections bulbo-médullaires en ce que dans ceux-ci la dyspnée est toujours très prononcée et précède la perte de connaissance qui n'est dûe alors qu'au défaut d'oxygénation du sang.

Toutefois, chez certains malades, les accidents apoplecti-formes et syncopaux se combinent; il devient alors très difficile de préciser à quel groupe on a affaire.

Les caractères qui permettent de reconnaître pendant l'accès l'apoplexie cérébrale vraie liée à l'*hémorrhagie* ou au *ramollissement* sont encore assez incertains, surtout lorsque dans le cours de l'attaque il existe une hémiplégie mani-feste; la température qui est abaissée chez ces derniers et élevée, au contraire, chez les pseudo-apoplectiques pourra mettre en quelques cas sur la voie du diagnostic; il en sera de même des *coma urémique, alcoolique* ou *saturnin*.

Jusqu'ici nous avons étudié séparément les vertiges avec ou sans perte de connaissance et les attaques apoplecti-formes, car ils peuvent se manifester indépendamment les uns des autres dans le cours des affections médullaires, mais, en réalité, il est plus fréquent de les voir réunis sur le même malade, ainsi, un sujet qui, à une période quelconque de son affection, sera frappé d'attaque apoplectiforme, aura présenté presque toujours au préalable des accidents moins accusés consistant en étourdissements, pertes de connais-sances passagères, etc. (Obs. I, II, IV.) Toutefois la réciproque n'est pas vraie et tel malade qui éprouvera pendant plusieurs mois des vertiges, ne sera pas frappé fatalement par la suite d'apoplexie. La plus grande fréquence des uns ou des autres, leur époque d'apparition varient, du reste, dans chaque affection et ne pourront être étudiés que lorsque nous nous occuperons de chaque maladie en particulier.

DEUXIÈME PARTIE

DES ACCIDENTS VERTIGINEUX ET APOPLECTIFORMES DANS QUELQUES AFFECTIONS SPINALES

Après avoir décrit d'une façon générale les divers accidents vertigineux et apoplectiformes qui peuvent survenir dans le cours des affections médullaires, montré comment ils s'enchaînent et essayé de les distinguer des accidents syncopaux et asphyxiques qui s'observent dans la période ultime de ces maladies, il nous faut maintenant passer en revue chacune de celles-ci pour signaler la fréquence avec laquelle ils se montrent, les particularités qu'ils y présentent, en un mot étudier l'importance séméiologique qu'ils peuvent revêtir dans chacune d'elles.

Peut-être aurions-nous dû placer en tête de cette partie de notre travail l'étude des accidents apoplectiformes dans la paralysie générale progressive ou tout au moins dans la *forme spinale* de cette affection, mais les caractères qu'ils revêtent dans cette variété ne différant en rien de ce qu'ils sont dans les autres formes de la maladie et la participation trop manifeste que prend tôt ou tard l'encéphale aux troubles qui la caractérisent, nous ont décidé à ne pas la comprendre dans les limites que nous nous sommes tracé.

Tout autre, au contraire, se présente la *sclérose en plaques* qui, bien que maladie diffuse portant à la fois sur la moelle et sur l'encéphale, a presque toujours son centre d'action sur l'axe médullaire et peut même s'y circonscrire, c'est donc elle que nous étudierons en premier lieu.

1° SCLÉROSE EN PLAQUES

De toutes les affections médullaires c'est dans celle-ci que les accidents vertigineux et apoplectiformes se rencontrent avec le plus de fréquence; aussi leur histoire se confond-elle avec celle de cette maladie; dès les premières observations, en effet, qui en ont été publiées, alors même que le substratum anatomique qui la caractérise était encore inconnu, leur existence se trouve signalée et leur importance diagnostique a frappé de suite tous les observateurs. Les noms de Duchenne et de Cruveilhier, ceux de MM. Charcot et Vulpian, etc., s'y trouvent donc naturellement attachés en première ligne, puis les deux mémoires de M. Bourneville, la thèse d'Ordenstein, en réunissant un grand nombre d'observations, ont bien montré leur fréquence et par l'abondance des matériaux qu'ils contiennent, nous ont facilité cette partie de notre travail.

Le relevé que nous avons fait des observations publiées par les auteurs que nous venons de citer, ainsi que celui de celles qui nous sont personnelles, nous a montré que les vertiges et les attaques apoplectiques existent dans près des deux tiers des cas de sclérose en plaques et que les premiers sont en moyenne deux fois plus fréquents que les seconds.

Les vertiges se montrent surtout au début de la maladie, ils peuvent alors se manifester seuls pendant longtemps, se répétant à des intervalles rapprochés et créant parfois un état vertigineux qui persiste pendant plusieurs jours, plusieurs semaines même, au point de rendre la marche impossible sans le secours d'un bras. Ils constituent souvent alors avec la céphalalgie, le premier symptôme de la maladie. A mesure que l'affection progresse et qu'apparaissent le tremblement des membres supérieurs, les secousses convulsives dans les membres inférieurs, l'embarras de la parole, il n'est pas rare de voir les vertiges diminuer de fréquence; mais lorsqu'ils persistent alors que les premiers symptômes de la sclérose en plaques sont apparus, on peut noter, pendant qu'ils se produisent, un tremblement général de tout le corps, à tel point que le malade est secoué violemment et obligé de se cramponner aux objets qui l'entourent. Cette particularité qui n'a pas été encore signalée, à ce que nous sachions, nous a été révélée par un de nos malades dont nous allons rapporter l'observation. Ce n'est là, du reste, que l'aggravation de ce qui se passe fréquemment chez ces sujets dans l'intervalle des accès vertigineux, à savoir l'exagération des réflexes sous toutes leurs formes.

OBSERVATION V (personnelle).

Sclérose en plaques. Accidents vertigineux accompagnés de tremblement généralisé.

X....., 45 ans, terrassier, entré en 1882, dans le service de M. le professeur Hayem, à l'hôpital Saint-Antoine. Cet homme a toujours joui d'une bonne santé jusqu'au mois de juillet 1881, époque à laquelle il fut pris pour la première fois de vertiges revenant tous les mois environ et l'obligeant à se tenir à la muraille pour ne pas tomber. Ces accidents ont persisté seuls pendant environ un an; à cette époque, il s'aperçut que sa parole devenait hésitante, qu'il ne remuait plus sa langue comme par le passé; en outre, il avait une céphalalgie continuelle qui le forçait à interrompre parfois son travail. Lorsqu'il entra à l'hôpital (juillet 1882), il était atteint d'une affection fébrile mal caractérisée qui dura trois à quatre jours et pour laquelle on lui administra de l'eau de sedlitz; en outre, sa parole était scandée; mais il n'existait à cette époque aucun trouble locomoteur. Après un séjour de deux semaines à l'hôpital, il reprit son travail.

Il entre en juin 1883, dans le service de M. Hallopeau. Depuis l'année dernière les accidents vertigineux sont devenus plus fréquents et plus violents, après chacun d'eux il est très-abattu et est obligé de rentrer chez lui où il garde le lit toute la journée. La parole est beaucoup plus scandée que l'année précédente, les pupillles sont contractées, la vue est affaiblie. Nous constatons en outre, pour la première fois des troubles locomoteurs.

Lorsqu'on veut lui faire porter lentement un verre à la bouche, le membre supérieur en action est pris d'un tremblement qui augmente à mesure qu'il se rapproche de la bouche. Ce tremblement cesse lorsque le bras est au repos, la force est conservée dans les deux membres supérieurs, la sensibilité est intacte.

Les membres inférieurs sont bien musclés ; au repos, ils ne présentent rien de particulier ; mais dès que le malade veut marcher, il éprouve des crampes dans les mollets qui se raidissent ; de temps à autre les jambes s'entrecroisent brusquement malgré lui ; les réflèxes rotuliens sont exagérés, le phénomène du pied se provoque très facilement. La sensibilité est normale sous toutes les formes.

Le malade s'affecte beaucoup de son état, de temps à autre il pleure sans motif apparent dans le cours de la conversation.

Quelques jours après son entrée, il eut dans l'après-midi un accès vertigineux auquel nous assistons. X....., a éprouvé les premières sensations vertigineuses étant debout ; immédiatement il s'est jeté sur son lit, où il se cramponne aux draps comme s'il allait être jeté à terre. Tout son corps est violemment secoué par un tremblement généralisé. La face est rouge, couverte de sueur, le pouls est impossible à compter à cause de l'agitation, il repond à peine aux questions qu'on lui pose. Au bout de quelques minutes tout rentre dans l'ordre ; mais le malade très abattu garde le lit toute la journée. Il nous apprend alors que depuis un an environ, chaque fois qu'il est pris de vertiges, soit qu'il tombe, soit qu'il se cramponne aux objets qui l'entourent, tout son corps est agité de secousses analogues à celles que nous venons de constater.

Le surlemain, il eut un nouvel accès de vertige en tout semblable à celui que nous avons décrit.

A part les troubles que nous avons signalés, sa santé est excellente. Au mois d'août, il quitte l'hôpital ayant eu à plusieurs reprises sous nos yeux des vertiges accompagnés de tremblement sans perte de connaissance complète.

Les attaques apoplectiformes peuvent se montrer également dès le début de la maladie et ainsi que nous le disions plus haut, les troubles caractéristiques de la sclérose en plaques apparaissent souvent, pour la première fois, au sortir de l'une de ces attaques ; mais c'est surtout dans la première période, alors que le tremblement des membres et l'embarras de la parole, existent déjà, qu'ils acquièrent toute leur acuité. On peut, dans ces conditions, les voir se répéter plusieurs fois dans le cours d'une année, laissant toujours après elles une aggravation des symptômes préexistants.

Leur existence seule ne peut rien faire prévoir sur la durée de la maladie ; mais leur répétition, alors que la deuxième période est arrivée, nous a semblé d'un pronostic fâcheux. Chacun d'eux donne un coup de fouet à la maladie et hâte l'apparition des complications qui doivent emporter le malade. Exceptionnellement la mort peut arriver dans le cours d'une de ces attaques, la température reste alors élevée aux environs de 40° ; si l'attaque se prolonge, des eschares apparaissent et la mort arrive dans le coma.

Il peut même arriver, mais exceptionnellement, que le malade franchisse les deux premières périodes de sa maladie sans présenter ni attaques ni vertiges et qu'il meure dans le cours de la première, survenue à la troisième période de la maladie, comme le fait se trouve signalé dans une des observations rapportées par M. Bourneville. (Obs. XXI.)

Chez les enfants atteints de sclérose en plaques, les attaques apoplectiformes sont très fréquentes, ainsi sur 15 observations réunies par notre ami le Dr Marie (1), nous les

____

(1) *Revue de médecine*, juillet 1882.

trouvons signalées dans 7 cas ; ordinairement alors elles débuttent ou se terminent par des convulsions partielles ou généralisées. « Nous n'avons garde d'oublier, ainsi que le fait remarquer M. Marie, que les convulsions sont un des phénomènes les plus vulgaires, les moins significatifs de la pathologie enfantile, mais il nous a semblé, cependant, que la répétition de ce symptôme, chez 6 malades, pouvait jusqu'à un certain point appeler l'attention, et qu'il n'était pas illogique de les rapprocher des attaques apoplectiformes ou épilectiformes des adultes. »

Dans toutes les observations où nous avons trouvé signalés ces accidents, nous avons relevé la présence de foyers scléreux, soit dans les hémisphères cérébraux, soit en l'absence de ceux-ci, au niveau du bulbe ou de la protubérance, dans aucun cas, la moelle était seule lésée ; c'est là, du reste, un point sur lequel nous nous proposons de revenir plus loin.

Quant à savoir s'il existe un rapport entre la fréquence de ces attaques, le nombre et le siège des plaques de sclérose, toutes les recherches que nous avons faites à ce sujet sont restées sans résultat ; à côté de cas où les attaques étaient très nombreuses et les foyers de sclérose peu multipliés, nous en avons trouvé d'autres dans lesquels le malade avait eu jusqu'à 5 ou 6 attaques et présentait à l'autopsie des altérations cérébrales ou bulbaires à peine appréciables à l'œil nu ; aussi croyons-nous qu'il n'est guère possible d'établir de relation entre l'étendue des lésions et la fréquence de ces attaques.

2° ATAXIE LOCOMOTRICE

Les accidents que nous venons d'étudier, pour être plus fréquents dans la sclérose en plaques, n'en existent pas moins dans l'ataxie locomotrice progressive. L'attention a été attirée depuis quelques années à peine, sur leur existence dans cette dernière affection et déjà nous la trouvons signalée dans bon nombre d'observations, à tel point que Lecoq a pu en réunir 35 observations dont toutes, il est vrai, n'ont pas là même valeur. Quoiqu'il en soit, et c'est là un point sur lequel nous désirons appeler l'attention, à savoir que dans le parallèle à établir entre les deux maladies, on ne doit plus donner comme signe différentiel la présence ou l'absence d'accidents vertigineux ou apoplectiformes.

Ils se présentent du reste, ici, avec les mêmes caractères en général, que dans la sclérose en plaques; vertiges simples, vertiges avec perte de connaissance, attaques apoplectiformes vraies et, sur tous ces points, nous n'avons rien à ajouter à la description que nous en avons donnée plus haut.

Il nous faut, cependant, signaler une variété d'accident qui, jusqu'ici, n'a été notée que dans le cours de l'ataxie locomotrice et qui a reçu de M. Charcot le nom de *vertige laryngé, d'ictus laryngé.*

Les malades qui en sont atteints éprouvent tout d'abord au niveau du larynx une sensation de chatouillement, de brûlure, bientôt suivie de quintes de toux spasmodiques, rauques, séparées par des reprises sifflantes et prolongées; ces quintes *coqueluchoïdes* peuvent constituer à elles seules l'ictus laryngé, mais souvent elles s'accompagnent d'une menace de suffocation qui entraîne la chute du malade. La face est alors vultueuse, la respiration pénible, entrecoupée ; puis au bout de quelques secondes, de quelques minutes tout rentre dans l'ordre jusqu'à un nouvel accès.

Un degré de plus et la chûte s'accompagne de perte de connaissance. Le malade est alors cyanosé, les veines du cou sont turgescentes ; parfois des mouvements convulsifs apparaissent, dans quelques cas, enfin, on a noté de la morsure de la langue, des vomissements, l'incontinence d'urine et des matières fécales. Si toutes ces particularités ont été consignées dans un nombre assez considérable d'observations, il n'en est pas de même de l'*état du pouls et de la respiration* qui exigent la présence du médecin au moment de l'accès pour être notés avec certitude. Nous trouvons, cependant, dans une des observations de M. Charcot, que pendant un accès auquel il put assister, la respiration du malade était pénible et qu'à la fin de l'accès elle se fit plus facilement ; en outre, au plus fort de l'accès, le pouls s'éleva à 96 pulsations.

Ayant été placé par notre regretté maître et ami, le Dr Krishaber, auprès d'un malade (1) atteint de crises laryngées d'une gravité exceptionnelle, nous avons pu assister à plusieurs d'entre elles et voici ce que nous avons noté dans celles de ces crises qui s'accompagnaient de perte de connaissance. Aussitôt celle-ci arrivée, le malade tombait à la renverse, la face cyanosée, la respiration ralentie à tel point qu'il n'y avait plus que trois ou quatre mouvements respiratoires par minute, constitués par une inspiration rauque, voulue, prolongée, dans laquelle tous les muscles inspirateurs entraient en jeu ; elle était suivie d'une expiration passive, ronflante. Pendant ce temps, le pouls devenait de plus en plus petit, il restait régulier et sa fréquence

---

(1) L'observation a été publiée *in extenso* dans la *Gazette hebdomadaire*, 1881, par M. le Dr Krishaber, d'après les notes que nous lui avons remises.

augmentait légèrement ; de 60 qu'il était dans l'intervalle
des accès, il s'élevait à 80, 90 par minute. A plusieurs reprises la respiration se suspendit complètement pendant
une demi-minute à une minute. Dans un accès même, le
dernier auquel il nous fut donné d'assister, l'apnée fut complète pendant près de deux minutes et le pouls filiforme,
précipité, pouvait à peine être compté. La fin de chaque
accès était marqué par une reprise plus bruyante et plus
profonde que les autres; bientôt les mouvements respiratoires augmentaient de fréquence et au bout d'une minute
ils avaient repris leur régularité, le pouls suivait une marche
parallèle; le malade revenait alors à lui, mais évitait de
parler ou ne le faisait qu'à voix basse de peur de voir son
accès recommencer ainsi que cela lui était déjà arrivé.

Nous ne savons si cet arrêt de la respiration, cette apnée
avec accélération et petitesse du pouls existe dans tous les
cas d'ictus laryngé accompagné de perte de connaissance,
mais, lorsqu'elle existe, la situation est exactement la même
que chez les gens atteints de polype pédiculé du larynx ou
de corps étranger mobile des voies aériennes. L'intensité de
la suffocation est alors le fait capital auquel sont subordonnés
tous les autres phénomènes de la crise, y compris la perte
de connaissance. Si la gêne respiratoire est peu accusée
celle-ci fera défaut, si, au contraire, l'asphyxie est imminente, le coma sera complet (1). Dans un cas comme dans
l'autre ce sont les nerfs laryngés qui sont en cause (2),

(1) A la suite de l'accès dont nous venons de parler, M. Krishaber, d'ac-
cord en cela avec MM. Charcot et Delpech, pratiqua la trachéotomie. A partir
de ce moment, le malade n'eut plus que des accès avortés, aucun ne s'accom-
pagna de perte de connaissance. Aujourd'hui (deux ans après l'opération) il
porte encore sa canule, de temps à autre il a une quinte de toux convulsive,
mais l'entrée de l'air pouvant se faire facilement par l'orifice externe de la
canule, la suffocation est impossible.

(2) Les lésions du bulbe chez les ataxiques atteints de crises laryngées ont
été récemment décrites par MM. Landouzy et Déjerine (Société de Biologie,
1883).

leur excitation produit le spasme glottique et par suite
l'accès de suffocation. Aussi comme la nature vertigineuse
de ces accidents, dans le sens que l'on a coutume d'attribuer
à ce mot, ne nous semble pas absolument démontrée, préfé-
rons-nous les désigner sous le nom d'*ictus laryngé* (Charcot),
qui ne présume rien sur leur nature ou avec M. Féréol qui
en a donné le premier une description à laquelle on a peu
ajouté, par la dénomination plus clinique d'*accès de suffocation*.

De même que les vertiges, les accès de suffocation existent
souvent en même temps que des manifestations viscérales
diverses, (crises gastriques, intestinales, néphrétiques, cys-
talgie, rectalgie, incontinence passagère des matières
fécales, etc.), en même temps aussi que les douleurs fulgurantes. Or, comme il est assez fréquent de voir tous ces
troubles apparaître au début du tabes, alors qu'il n'y a pas
encore ataxie véritable, comme d'autre part les crises laryngées peuvent exister seules, on les a souvent confondues
avec les accès d'asthme et certaines bronchites spasmodiques dont elles diffèrent par l'absence d'expectoration,
leur apparition plutôt diurne que nocturne, enfin par la
toux coqueluchoïde qui ne se retrouve ni dans l'une ni
dans l'autre de ces affections.

Les maladies du larynx qui peuvent ici induire en erreur,
sont, quoi qu'on en puisse croire au premier abord,
fort peu nombreuses : la brusquerie du début de ces
accidents, la perte de connaissance qui les accompagne,
les intervalles de santé parfaite qui s'écoulent entre deux
accès, la répétition des accès pendant plusieurs jours, puis
leur disparition pendant plusieurs mois sont des caractères qui n'appartiennent guère, *chez l'adulte*, qu'aux
polypes pédiculés et aux *corps étrangers des voies
aériennes*. Autant en l'absence des symptômes que nous
venons d'énumérer, l'examen laryngoscopique est inutile

pour établir le diagnostic, autant il est indispensable, dans le cas présent, de le pratiquer en l'absence de troubles locomoteurs. Mais cet examen devra toujours être effectué avec précaution et de préférence lorsque les accès ne se seront pas reproduits depuis plusieurs jours, sous peine de les voir réapparaître séance tenante.

Une autre particularité que nous avons eu l'occasion de constater alors que nous étions interne de M. Proust, à Lariboisière, c'est la coexistence des crises laryngées et de la *paralysie d'une des cordes vocales* persistant pendant plusieurs mois. Loin de compliquer le diagnostic, ce sera là, au contraire, une facilité de plus pour l'établir ; car les paralysies unilatérales du larynx, accompagnées d'accès de suffocation, n'appartiennent guère qu'aux compressions du récurrent et à l'ataxie locomotrice : toutes les autres paralysies laryngées, en effet, se traduisent par de la dysphonie, de l'aphonie, de l'essoufflement, mais jamais d'accès de suffocation. L'existence d'une tumeur intra-thoracique, d'un anévrysme de la crosse de l'aorte, par exemple, lèvera les doutes ; son absence, au contraire, donnera de grandes présomptions en faveur de l'ataxie.

Le moment d'apparition des vertiges, des accès de suffocation et des attaques apoplectiformes dans l'ataxie locomotrice est variable, M. le professeur Fournier (1), les comparant aux troubles locomoteurs, s'exprime ainsi à leur égard : « Tantôt le tabes est précédé de phénomènes cérébraux, et tantôt au contraire ces phénomènes cérébraux se produisent consécutivement au tabes. De là deux ordres de cas très distincts, qui demandent à être étudiés séparément. A : Premier ordre de cas. Phénomènes cérébraux préludant au tabes. B : Deuxième ordre de cas. Phénomènes cérébraux préludant au tabes. (Sous le nom de phénomènes cérébraux, il décrit successivement : les troubles psychiques, les accès

1) Fournier, Ataxie locom..

épileptiformes, les ictus congestifs, apoplectiformes, les accidents d'hémiplégie, les troubles complexes décrits sous le
nom de pseudo-paralysie générale des syphilitiques.) »

Lecoq (1) ayant spécialement en vue les accidents vertigineux et apoplectiformes, les divise en 3 groupes :

1° Accidents initiaux ;   (Etant données les diver-
2° Accidents intercurrents ;   }   ses périodes de l'ataxie
3° Accidents terminaux.   (locomotrice.

Classification qui ne nous semble pas suffisamment justi-
fiée en ce qui concerne sa troisième catégorie, car sous le
titre d'accidents terminaux, il décrit des attaques apoplectiformes qui ne diffèrent en rien de celles qui apparaissent
au début ou dans le cours du tabes.

Nous suivrons donc la classification proposée par M. le
professeur Fournier, tout en faisant remarquer que les accidents que nous étudions ont une fréquence très différente
suivant la période du tabes à laquelle ils apparaissent, ainsi
les vertiges, les crises laryngées du tabes apparaissent surtout
au début et dans le cours de la première période de l'ataxie ;
à mesure que celle-ci progresse, on les voit devenir de moins
en moins fréquents, et chez les ataxiques, à la troisième
période, ils font presque constamment défaut.

Les attaques apoplectiformes sont beaucoup plus rares
dans le tabes que dans la sclérose en plaques, généralement
elles ne se montrent guère que deux ou trois fois au plus.
En revanche elles s'accompagnent peut-être plus souvent
d'*hémiplégie* et celle-ci serait, au dire de M. le professeur
Fournier, plus fréquente dans l'ataxie syphilitique que dans
les autres variétés de cette maladie. Un caractère important,
qui permet de rapprocher cette dernière des paralysies des
nerfs crâniens qui peuvent apparaître dans cette affection,
c'est d'être transitoire. La durée de cette paralysies serait en
moyenne, d'après cet auteur, de quinze jours à trois semaines ;

(1) Lecoq, *Revue de méd.*, p. 519.

dans quelques cas, elle atteindrait plusieurs mois, un an même, et serait donc plus tenace que celle qui peut survenir dans le cours de la sclérose en plaques. Elle se montre de préférence chez les ataxiques avérés, mais celle qui apparaît dans la période préataxique a une importance diagnostique beaucoup plus considérable, car sa curabilité doit toujours éveiller l'idée d'une affection médullaire prochaine. La recherche du signe de Romberg et des troubles viscéraux pourra, dans quelque cas, permettre de la rattacher à sa véritable cause.

Si, au contraire, l'hémiplégie apparaît à la deuxième période, sa situation pronostique sera plus sérieuse, car elle sera souvent liée à des troubles viscéraux divers et servira parfois de prélude à l'aliénation mentale dont les rapports avec l'ataxie sont aujourd'hui généralement admis.

Ce que nous disons des hémiplégies liées à l'ataxie locomotrice peut également s'étendre aux pertes de connaissance, aux accès vertigineux non compliquées de paralysies, car parfois ces accidents sont suivis à un court intervalle de manifestations cérébrales diverses dont les plus fréquentes sont celles qui ont été étudiées par MM. Baillarger, Westphal et Magnan. Il s'agit presque toujours alors de troubles psychiques rappelant ceux de la paralysie générale progressive : les deux maladies se combinent alors et évoluent tantôt plus dans un sens que dans l'autre. Cette coïncidence se trouve déjà signalée dans le mémoire de M. Topinard (1), et avait légitimé, d'après lui, la description d'une forme cérébrale de l'ataxie. Celle-ci « se fonde sur l'adjonction généralement à la forme commune, de phénomènes cérébraux assez importants pour faire croire au développement dans l'encéphale d'un travail morbide parallèle ou consécutif à celui qui s'opère ou s'est opéré dans la moelle et la périphérie des nerfs crâniens, travail qu'on doit, par analogie, présumer de même

____

(1) Topinard, de l'ataxie locomotrice, p. 304.

nature. Parmi ces symptômes, les uns sont fugaces ou incertains, ainsi que nous l'avons dit dans le précédent article, les autres sont plus remarquables. Rappelons les pertes subites de connaissance, la céphalie, les changements d'humeur, la perte de mémoire et le délire. A eux seuls, les troubles intellectuels suffisent à justifier la forme que nous proposons. Si, dans ces phénomènes apparaissant à la deuxième ou à la troisième période, on préférait voir une complication ou un mode de terminaison, peu nous importe, le fait n'en reste pas moins. »

Si nous insistons sur les troubles intellectuels de l'ataxie, ce n'est pas pour en affirmer l'existence dont la possibilité n'est aujourd'hui mise en doute par personne, mais simplement pour montrer les liens qui les unissent au syndrôme que nous étudions et de quelle importance ce dernier peut être dans certains cas pour faire prévoir l'apparition à courte échéance de manifestations délirantes. Parmi les observations que nous avons pu réunir à ce sujet, nous signalerons la suivante empruntée à M. Dieulafoy :

OBSERVATION VI

Empruntée à M. Dieulafoy, *Gaz. Hebdom.*, 31 août 1877.

V....., agé de 68 ans, entre à l'hôpital Temporaire, en 1877. Cet homme a eu en 1830, un chancre syphilitique. En 1865, il y a 12 ans, après un violent chagrin causé par la mort de sa femme, il fut pris de *pertes de connaissance* qui se renouvelèrent plusieurs fois, et il éprouva dans les membres inférieurs des douleurs fulgurantes qui depuis cette époque ne l'ont pas quitté. *Un mois après le début de ces accidents, une nouvelle période apparut (assez confuse dans la mémoire du malade), pendant laquelle il aurait eu du délire et de la paraplégie ; cette période dura onze mois et V... entra à Bicêtre, où il resta deux ans, en ne conservant de sa maladie que des douleurs fulgurantes.* Deux ans plus tard, il quitte Bicêtre et se rend en Picardie, où, malgré son âge avancé il se livre aux rapports sexuels avec une ardeur toute pathologique. Vers cette époque apparaît de la diplopie, et le malade revient à Paris. Peu de temps après, il est pris de crises gastriques, l'ataxie se déclare dans les membres inférieurs et la vue baisse dans l'œil gauche. A dater de 1876, l'ataxie fait de nouveaux progrès, de plus on constate une paralysie du moteur oculaire externe gauche, une surdité assez notable du même côté ; une diminution de la sensibilité cutanée, principalement sur le côté gauche du corps et la perte de toute sensibilité sur le pied et la jambe de ce côté. Vers cette époque se déclarent des douleurs viscérales multiples ; crises gastriques et vomissements, douleurs vésicales et uréthrales et difficulté de la miction ; douleurs néphrétiques avec gonflement du testicule gauche ; douleurs rectales après chaque garde-robe ; de plus les douleurs fulgurantes envahissent aussi le cou et la tête et sont accompagnées d'éruptions érythémateuses sur la jambe, sur la région lombaire, sur le trajet du nerf auriculo-temporal et même sur le voile du palais, etc.

Ce n'est pas seulement chez les malades présentant tous les signes de l'ataxie classique que ces pertes de connaisnaissance peuvent apparaître, mais bien dans les formes *frustes* de cette myélite, dans celles auxquelles le nom de tabes convient de préférence ; ainsi parfois le malade sera amaurotique, ou atteint de crises gastriques, ou porteur d'un mal perforant, tandis qu'il aura conservé l'intégrité de ses mouvements. L'observation suivante que nous avons eu l'occasion de recueillir dans le service de M. Hallopeau en est un bel exemple :

OBSERVATION VII (personnelle).

Amaurose. Incontineuce d'urine. Double mal perforant. Phlegmon gangréneux du pied gauche. Abolition des reflèxes rotuliens. Pas d'incoordination motrice. Vertiges et pertes de connaissance antérieures. Mort. Autopsie.

Homme de 50 ans, entré à l'hôpital Saint-Antoine, au mois de mars 1883, dans le service de M. Hallopeau, salle Axenfeld, lit n° 1. Aurait eu la syphilis à l'âge de 25 ans, accidents secondaires traités plusieurs fois au Midi.

Depuis une dizaine d'années, s'est aperçu que sa vue baissait de jour en jour, et depuis 5 ans est devenu complètement aveugle. Actuellement ses pupilles sont contractées, punctiformes. Mais se laissant facilement dilater par l'atropine.

Depuis 2 ou 3 ans, on s'est aperçu qu'il perdait ses urines, d'abord la nuit au lit, puis peu à peu d'une façon continuelle ; actuellement les urines sont pâles, un peu louches et s'écoulent goutte à goutte dans l'urinoir que le malade couche avec lui. Avoue avoir fait des excès vénériens de 20 à 30 ans, mais « depuis que sa vue a commencé à baisser, » ses érections sont devenues de moins en moins fréquentes et aujourd'hui depuis plusieurs années il est voué à un célibat forcé.

Il y a six mois, il se serait formé au niveau de la pulpe du gros orteil de chaque côté, une petite ulcération qu'il attribue à des chaussures mal faites. Ce sont de petites ulcérations ayant près d'un centimètre de diamètre, à fond taillé à pic, recouvert de bourgeons grisâtres et de pus fétide. Les bords sont indurés, constitués par des callosités de l'épiderme et légèrement décollés. Toute la peau qui recouvre la pulpe des gros orteils est insensible. A mesure que l'on s'éloigne de ce point, la sensibilité revient en partie, mais avec un retard de près de dix secondes dans la perception.

Depuis plusieurs années, le malade accuse des douleurs dans les membres inférieurs, douleurs revenant par accès de deux ou trois jours de durée sous forme d'élancements. Les réflexes rotuliens sont complètement abolis ; mais il n'a jamais éprouvé de difficulté à marcher, si ce n'est depuis une quinzaine de jours à l'occasion d'une complication.

Un ordre de phénomènes sur lequel il revient à plusieurs reprises, ce sont des *étourdissements* qui survenaient surtout fréquemment au début de sa maladie et dont quelques-uns s'accompagnaient de chutes. A diverses reprises même, il resta sans connaissance, et pendant le cours de ses attaques apoplectiformes, on le transporta à l'Hôtel-Dieu, où il serait resté une après-midi dans le coma. Lorsqu'il revint à lui, il n'était pas paralysé.

Il y a une dizaine de jours, le dos du pied gauche s'est

tuméfié, la marche est devenue pénible, les douleurs sont très peu vives à ce niveau. Cependant, lorsqu'on examine cette partie du membre, on voit que tout le pied a doublé de volume. La peau a une teinte rouge sombre, entremêlée de plaques noires sphacèlées ; çà et là de larges phlyctènes pleines de sérosité roussâtre. La sensibilité est abolie jusqu'à l'articulation tibio-tarsienne. La palpation fait percevoir une fluctuation très-manifeste. M. Périer appelé par M. Hallopeau, pratique plusieurs incisions qui donnent issue à du sang noirâtre mêlé de gaz, à de la sérosité fétide plutôt qu'à du pus ; les parties molles rendues visibles par l'incision sont grisâtres et prêtes à se détacher. Pansement de Lister.

Les jours suivants, les parties sphacèlées se détachèrent lentement, la suppuration devint très abondante, le pansement dut être renouvelé deux fois par jour. Le vingtième jour, le cuboïde et les cunéiformes se trouvèrent libres dans le foyer purulent. Bientôt des frissons apparurent, la température atteignit tous les soirs les environs de 40°, et deux mois après son entrée à l'hôpital le malade mourut de septicémie.

Autopsie. — Sclérose très prononcée des cordons postérieurs de la moelle dans toute l'étendue de cet organe. A l'œil nu, on la découvre déjà à la teinte grise que présentent ces cordons. Les méninges spinales adhèrent à la face postérieure de l'axe médullaire. Au microscope, on y trouve les altérations classiques du *tabes dorsalis* ; il en est de même dans les zônes radiculaires.

Les nerfs des membres inférieurs, principalement ceux avoisinant les maux perforants, n'ont pu être examinés

Le chiasma, les bandelettes et les nerfs optiques étaient atrophiés, grisâtres, résistants ; par dissociation, on pouvait voir que les gaînes nerveuses étaient presque vides.

OBSERVATION VIII (Personnelle.)

F..., couturière, 50 ans, nie tout antécédent syphilitique, ne porte aucune cicatrice douteuse. Mariée à 30 ans, a eu deux enfants bien portants. Depuis douze ans, douleurs vives dans les membres inférieurs, lancinantes, térébrantes revenant autrefois par accès tous les quinze jours : actuellement sont beaucoup moins vives et plus rares ; en revanche, depuis deux ans, elle se plaint de douleurs, de fourmillements dans les membres supérieurs.

Il y a environ dix ans, elle s'aperçut que chaque fois qu'elle avait à traverser une place ou même un boulevard, elle était prise d'un sentiment d'angoisse, puis la tête lui tournait. A plusieurs reprises, elle tomba avant de s'être engagée dans l'espace à franchir. Jamais elle ne perdit complètement connaissance. Cette sorte d'*agoraphobie* alla peu à peu en augmentant, si bien qu'elle était souvent obligée de faire un long détour plutôt que s'exposer à traverser seule un grand espace vide. Lorsqu'au contraire, quelqu'un lui donnait le bras, elle pouvait s'y engager sans encombre et elle n'eut jamais d'étourdissement dans ces conditions.

Elle n'éprouvait pas encore d'incoordination motrice, celle-ci n'est apparue qu'en 1878, et, depuis cette époque, elle a fait de tels progrès, qu'il est impossible à la malade de sortir de son fauteuil sans le secours de deux bras. Tous les autres signes de l'ataxie s'y trouvent au grand complet : signe de Romberg, retard de la sensibilité, etc. ; en outre, il y a deux ans, toutes les dents de la moitié gauche de la mâchoire supérieure sont tombées sans douleur et avec elles un séquestre comprenant presque toute l'aile montante du maxillaire de ce côté. - Comme cette femme ne s'expose plus aux causes qui produisaient les vertiges, il est assez difficile de dire s'ils existent encore aujourd'hui.

La mort, dans le cours d'une attaque apoplectiforme, est un fait assez rare ; cependant M. Oulmont (1) a publié, en 1862, l'observation d'un ataxique arrivé à la deuxième période et qui, quatre ans après le début de son affection, fut trouvé un matin, alors que rien ne faisait prévoir une terminaison aussi brusque, dans le coma avec respiration stertoreuse, résolution des membres, pouls à 90, et qui mourut après être resté douze heures dans cet état.

(1) Société médicale des hôpitaux, 1862.

De son côté, M. Jean (1), a publié l'observation d'un ataxique qui fut pris brusquement d'hémiplégie avec accidents apoplectiformes et qui mourut dans le coma; mais ici on trouva à l'autopsie un foyer hémorrhagique bulbaire : c'est là un cas complexe et sur lequel nous reviendrons plus loin à propos de la physiologie pathologique de ces accidents.

Plus récemment, M. Estorc (2) a rapporté le fait d'un ataxique sujet à des pertes de connaissance avec cyanose de la face, ralentissement du pouls et de la respiration, tendance à la syncope qui, dans le cours d'une de ces attaques, exceptionnellement longue, mourut au bout de quarante-huit heures dans le coma. L'autopsie révéla (sans parler des lésions médullaires classiques) une altération grise de la face postérieure du bulbe s'élevant jusqu'à l'évasement du plancher du quatrième ventricule.

Enfin, depuis que MM. Marotte (3), Hanot et Joffroy (4) ont signalé la possibilité d'accidents bulbaires aigus au début de l'ataxie et attiré l'attiré l'attention sur la gravité qu'ils peuvent revêtir, il n'est pas impossible que d'ici peu les observations se multiplient et que quelques-unes relatent la mort des malades survenue dans ces conditions.

(1) Jean, Société anatomique, 1878.
(2) Congrès médical de Reims, 1880.
(3) Société médicale des hôpitaux, 1881.
(4) Congrès d'Alger, 1881.

MYÉLITES CHRONIQUES DIFFUSES.

Avec les myélites chroniques diffuses, nous arrivons à un groupe d'affections médullaires, dans lequel les accidents que nous étudions ont été passés sous silence ou signalés d'une façon incidente à cause de leur peu de gravité et de leur défaut de répétition en général. Dans aucune d'elles, on a cherché à établir de relations entre le trouble fonctionnel et la lésion médullaire; le premier a toujours été considéré comme un épiphénomène surajouté à l'affection spinale et envisagé comme une coïncidence. Nous croyons cependant qu'il n'en est pas toujours ainsi et que bien des fois l'apparition des vertiges et des attaques apoplectiformes chez des malades atteints de myélites chroniques diffuses fait partie du cortège de symptômes de cette affection au même titre qne les convulsions (1) localisées aux membres inférieurs et désignées avec Brown-Séquard du nom d'épilepsie spinale. Ces accidents indiquent simplement une altération anatomique plus étendue, plus diffuse que d'habitude et très-vraisemblablement n'étant pas restée cantonnée dans l'axe médullaire. Dans les observations, en effet, où nous les avions trouvé signalées, il existait des troubles manifestes, à la fois dans les membres inférieurs et dans les membres supérieurs, indice que la moelle était atteinte sur une grande partie de son étendue et dans plusieurs, (Obs. IX, X, XI) la coexistence de troubles bulbaires ou cérébraux, tels que embarras de la parole, amaurose, etc. Dans un cas même qui nous est personnel et dans lequel il nous a été donné de pratiquer l'autopsie, (Obs. XI) nous avons pu constater à l'œil nu et au

(1) Hallopeau, thèse de doctorat, 1871.

microscope l'existence de lésions bulbaires étendues, donnant l'explication des troubles présentés par ce malade.

Quelquefois un accès vertigineux, une perte de connaissance de courte durée sur la nature de laquelle on garde forcément quelques doutes, sont relevés dans les antécédents du malade; beaucoup plus rarement, ces antécédents se répètent et par leur gravité et leur fréquence ne le cèdent en rien à ceux que nous avons étudiés à propos de la sclérose en plaques. Nous n'en voulons pour preuves que les trois observations suivantes dont deux nous sont personnelles;

OBSERVATION IX (résumée).

(Recueillie par MM. Bourceret et Raymond, dans le service de M. le professeur Vulpian, et extraite du *Traité des maladies du système nerveux*, p. 223).

Myélite chronique diffuse, pertes de connaissance.

Hoch... Elisa, 35 ans, domestique, entre le 15 avril 1876, salle Sainte-Madeleine, n° 15, dans le service de M. Vulpian, à la Charité.

A l'âge de 3 ans, fièvre assez longue de nature indéterminée.

A 8 ans, plusieurs abcès ganglionnaires sur la partie latérale droite du cou, qui ont laissé des cicatrices.

A 12 ans, variole, Quelque temps après, suppuration des deux jambes (?)

Depuis cette époque, elle ressent des douleurs, des élancements dans les deux jambes, surtout à chaque changement de saison. A la même époque, affaiblissement de la vue, sensation d'un nuage interposé entre les yeux et les objets.

Vers l'âge de 16 ans, douleurs vagues au niveau de l'angle de l'omoplate gauche, sensation d'une barre de fer entre les deux épaules forçant la malade à se tenir courbée; palpitations fréquentes, céphalalgie, vertiges et pertes de connaissance momentanées. Depuis cette époque, la douleur n'a fait qu'augmenter avec des alternatives de calme et d'exacerbation.

Réglée à 18 ans, de 19 à 30 ans, les douleurs du dos et de la jambe droite reviennent à des époques assez éloignées les unes des autres, plusieurs années même, et avec une telle inteusité que la malade ne peut ni marcher ni remuer.

Au mois de décembre 1874, la douleur du dos devient intolérable, s'irradie vers le membre thoracique gauche jusqu'aux extrémités des doigts. Fourmillements dans les deux mains, surtout à gauche. Raideur du membre thoracique gauche. Douleur vive dans la région de l'aine droite. Céphalalgie, vertige et perte de connaissance.

Le 14 décembre 1874, elle entre dans le service de M. Lasègue, accusant des douleurs articulaires au niveau du coude et de l'épaule gauche qui étaient en outre tuméfiées. En même temps embarras gastrique, fièvre légère, sueurs abondantes, céphalalgie persistante. Quelques jours après les articulations du genou et tibio-tarsienne droites se seraient également prises.

Ce n'est que le 29 décembre de la même année, qu'on aurait constaté une atrophie de l'épaule gauche qui fit de rapides progrès.

En 1876, à son entrée dans le service de M. Vulpian, la malade accuse des douleurs vives dans le membre thoracique gauche, surtout dans l'épaule droite et vers l'angle de l'omoplate du même côté. Douleurs très intenses dans la hanche, l'aine et le genou du côté gauche.

L'épaule gauche est légèrement élevée et présente une atrophie notable à tel point qu'elle paraît aplatie d'avant en arrière. La tête est inclinée sur l'épaule droite.

L'atrophie des muscles deltoïde, trapèze et grand pectoral du côté gauche déterminent une exagération des creux sus et sous-claviculaires.

Le bras gauche atrophié est dans une adduction forcée; l'avant-bras à demi fléchi est rapproché du tronc et ne peut exécuter le mouvement d'extension. La main gauche est dans une extension incomplète, les doigts sont légèrement fléchis et ne peuvent se redresser d'eux-mêmes (atrophie musculaire.)

Le membre thoracique droit ne présente rien de particulier.

De sa main gauche, le malade saisit lentement et péniblement les objets qu'on lui présente ; elle éprouve une réelle difficulté à les conserver quelques secondes. La force musculaire des deux mains est conservée, surtout à gauche. Sensation permanente de froid sur l'épaule et la main gauche.

Le membre inférieur gauche est normal. La cuisse droite est légèrement fléchie, la jambe dans la demi-flexion, les orteils dans une flexion permanente (contracture).

Douleurs très vives sur le trajet du sciatique droit, surtout au niveau de la face postérieure du grand trochanter, de la tête du péroné et de la malléole interne. La marche est difficile et s'exécute en boitant sur la pointe du pied droit.

Pas d'anesthésie. Pas d'analgésie. Toutefois la malade sent moins nettement le contact des objets et les pincements sur le membre thoracique et le membre abdominal droit. La pression est douloureuse sur les régions cervicale et lombaire de la colonne vertébrale. Céphalalgie.

A partir de son entrée, la malade fut électrisée tous les jours; pour calmer l'intensité des douleurs, on lui prescrivit des injections de morphine.

Le 10 juillet, faiblesse excessive; vomissements intermittents; quelques vertiges.

En 1877, l'atrophie, la parésie des membres supérieurs n'avait fait qu'augmenter; la contracture du membre inférieur droit persistait. Les douleurs étaient moins fortes et revenaient moins fréquemment que par le passé. Les troubles digestifs (vomissements, diarrhée) qu'elle avait présentés l'année précédente presque continuellement avaient presque complètement disparu.

Mais la malade a assez souvent des éblouissements qui ne durent que deux ou trois secondes, c'est surtout debout qu'ils surviennent, alors elle se penche à droite et rétablit son équilibre sans tomber. Elle voit passer des nuages devant ses yeux, voit des points lumineux, qui disparaissent aussitôt. Il lui arrive aussi d'avoir de la diplopie, quand elle est fatiguée, mais ce symptôme ne dure pas. Très souvent, bourdonnements d'oreilles. Presque toujours céphalalgie.

OBSERVATION X (Personnelle).

Myélite chronique diffuse. Atrophie des deux membres supérieurs.
Contracture des membres inférieurs. Vertiges accompagnés de
chute. Embarras de la parole.

Mosdier, journalier, âgé de 37 ans, entre le 2 juin 1883,
à l'hôpital Saint-Antoine, salle Axenfeld, lit n° 8, dans le service de M. le Dr Hallopeau.

Sa mère est morte diabétique, son père a succombé à une
affection cardiaque.

Il avoue des excès alcooliques fréquents auxquels il a renoncé
depuis le début de sa maladie : pituite le matin, cauchemars,
etc., etc. Aurait eu trois blennorrhagies, mais jamais de
chancre.

Le début de l'affection qui l'amène à l'hôpital remonte à
deux ans. A cette époque, il fut pris sans cause appréciable de
vertiges qui se montraient surtout lorsqu'il voulait se mettre
en marche. Aussitôt levé, il avait un « éblouissement », ses
jambes se dérobaient sous lui, et il tombait sans perdre connaissance. Presqu'aussitôt après, il se relevait et pouvait se
mettre en marche. A deux ou trois reprises cependant, on fut
forcé de le relever et, pendant près d'un quart d'heure, à
chaque fois, il voyait « tout tourner » autour de lui. Ces accès
revinrent pendant près de six mois plusieurs fois par semaine;
peu à peu, ils devinrent plus rares, et depuis huit mois environ,
ils ne sont pas reproduits.

A la même époque, sa *parole s'embarrassa,* il ne pouvait
« remuer sa langue » comme par le passé, tout en ayant parfaitement la facilité de trouver ses mots. Ce trouble du langage
suivit une marche parallèle à celle des vertiges, et aujourd'hui
la parole est encore un peu hésitante, certains mots principalement ceux commençant par des *s* sont difficilement prononcés.

A ces troubles, vinrent se joindre des fourmillements dans
les membres, des élancements mal caractérisés et une anesthésie des membres inférieurs tellement prononcée qu'un jour il
renversa de l'eau bouillante sur ses pieds sans avoir rien senti.
Les brûlures qui en résultèrent mirent plusieurs mois à se-

guérir et laissèrent des cicatrices qui sont visibles aujourd'hui.

Il y a 18 mois, survint de l'excitation génitale qui persista plusieurs mois et qui, aujourd'hui, a fait place à une impuissance complète.

Au commencement de 1883, il s'aperçut que ses mains maigrissaient, aujourd'hui les muscles des éminences thénar et hypothénar ont complètement disparu, ainsi que les interosseux, le pouce est déjeté en dehors et sur le même plan que les autres doigts. Les premières phalanges sont étendues sur les métacarpiens, les deux dernières sont à demi-fléchies ; lorsqu'on fait ouvrir la main au malade, on constate que l'extension de la première phalange sur le métacarpe s'exagère, mais les deux dernières ne peuvent se redresser, le mouvement d'occlusion de la main est, au contraire, possible. Les doigts écartés les uns des autres ne peuvent se rapprocher. La première phalange du pouce est étendue sur le métacarpien correspondant, la seconde assez fortement fléchie sur la première ne peut se redresser. Les mouvements d'adduction, d'opposition du pouce sont impossibles. Lorsqu'on fait écrire le malade, il tient sa plume entre l'index et le médius. Les autres muscles des membres supérieurs sont conservés et ont un volume considérable ; ils sont souples, nullement contracturés.

Aux membres inférieurs, on ne constate pas d'atrophie bien nette, mais une rigidité qui augmente lorsque le malade se met en marche. Celle-ci se fait en soulevant alternativement les deux jambes. Les réflexes rotuliens sont considérablement augmentés, mais le phénomène du pied ne peut être provoqué. La contractilité musculaire est normale.

La sensibilité est intacte sous toutes ses formes ; cependant le malade accuse une sensation de refroidissement, surtout prononcée au niveau des membres inférieurs.

Les muscles de la face, ceux des lèvres, de la langue sont sains. Pas de troubles de la vision.

L'état général est excellent ; l'embonpoint notable ; au cœur, à la pointe, dédoublement du *second* bruit.

Le malade est soumis à un traitement hydrothérapique et à l'électrisation faradique quotidienne des membres supérieurs et inférieurs ; il quitte l'hôpital le 16 juillet, à peu près dans le même état que lors de son entrée.

Dans les deux observations que nous venons de rapporter les accidents ont consisté en vertiges accompagnés de chute et de perte de connaissance dans un cas. Chez la malade de M. Vulpian il existait, en outre, de la céphalalgie et des douleurs violentes au niveau de la région cervicale de la moelle; chez celui que nous avons observé dans le service de M. Hallopeau, nous avons noté la coexistence de troubles de la prononciation, indiquant la participation dans les deux cas du bulbe et de la partie supérieure de l'axe médullaire au processus morbide. Chez notre malade, enfin, la disparition des vertiges a coïncidé avec l'amendement des troubles de motilité de la langue, indice d'une relation probable entre ces deux phénomènes.

Les accidents bulbaires qui peuvent apparaître dans le cours des myélites diffuses chroniques ne revèlent pas toujours la bénignité de ceux que nous venons de rapporter : la mort rapide peut en être la conséquence, ainsi que cela a eu lieu pour le malade qui fait l'objet de l'observation suivante.

OBSERVATION XI.

Amaurose, double iridectomie; Paraplégie avec incontinence d'urine; Attaque apoplectiforme ; Mort ; Méningo-myélite chronique diffuse ; Foyer d'hématomyélite dorso-lombaire ; Sclérose du bulbe ; Atrophie des nerfs optiques.

Persevault, 60 ans, entre le 11 mai 1883, à l'hôpital Saint-Antoine, salle Velpeau, lit n° 43, dans le service de M. le Dr Delens (1).

D'une bonne santé habituelle, sa vue se serait affaiblie depuis plusieurs mois. Entré à l'hospice des Quinze-Vingts, on lui

(1) La partie clinique de cette observation nous a été fournie par notre collègue Dumoret qui a bien voulu nous confier les pièces pour en faire l'examen. A été publiée dans le numéro de novembre 1883, de la *Revue de medecine*.

pratiqua une double iridectomie au mois d'avril. Les suites de l'opération furent des plus simples.

Il y était encore le 10 mai, lorsqu'à la fin d'un repas, il éprouva une douleur violente dans les reins. Il put néanmoins se rendre jusqu'à son lit et y monter sans le secours de personne. Peu à peu les douleurs cessèrent, mais le malade ressentit alors alors des fourmillements dans les membres inférieurs qui devinrent bientôt lourds et insensibles.

Au bout de deux heures il voulut se lever, mais il ne put y parvenir « ses deux jambes étaient paralysées, » en outre, il perdait ses urines.

Apporté à l'hôpital Saint-Antoine, on constate que la motilité est complètement abolie dans les membres inférieurs, il existe en outre une abolition complète de la sensibilité remontant jusqu'à l'ombilic, l'anesthésie est cependant peut-être plus complète du côté droit. Les réflexes n'ont pas été examinés. Les membres supérieurs sout sains.

Le malade perd son urine, celle-ci s'écoule goutte à goutte, la vessie est revenue sur elle-même. L'examen des organes génito-urinaires ne revèle aucune altération ni de la prostate, ni de l'urèthre.

Le 18 mai, à 6 heures du matin, P... étant assis sur son lit, tomba à la renverse sans connaissance, sa respiration était bruyante et pénible. Peu à peu elle devint de plus en plus gênée et au bout de dix minutes environ le malade mourut.

A l'autopsie, nous constatons au niveau des fesses, une eschare occupant la ligne médiane et empiétant à droite et à gauche sur la région fessière.

La dure-mère spinale est saine. L'arachnoïde et la pie-mère notablement épaissies, adhèrent intimement à l'axe rachidien. Sur la première, on constate tout le long de la face postérieure de la moelle de nombreuses plaques d'arachnitis, allongées pour la plupart, dans le sens vertical, mesurant de 4 millimètres à 1 centimètre de hauteur sur 3 à 5 millimètres de largeur, elles sont blanchâtres, résistantes, de consistance fibreuse.

La moelle a un volume moins considérable que d'habitude, en outre, elle est d'un blanc mat et sa consistance est très notablement accrue. Lorsque l'on y pratique des sections dans le sens transversal, celle-ci devient des plus manifestes par la résistance que l'on éprouve à entamer la substance nerveuse ; cette dernière ne bombe pas sur la surface de coupe comme on l'observe à l'état normal. La substance blanche présente une teinte mate tirant légèrement sur le gris ; cette coloration est aussi prononcée dans les cordons latéraux qu'au niveau des cordons postérieurs. La substance grise n'offre à l'œil nu rien de particulier.

Au niveau de la région dorso-lombaire en un point où les plaques de méningite chronique sont très épaisses, il existe un foyer de ramollissement intéressant toute la largeur de la moelle et s'étendant sur une hauteur de 2 centimètres environ. Lorsqu'on pratique une coupe à ce niveau on voit que la substance grise a disparu ; à sa place il existe une sorte de bouillie blanchâtre au milieu de laquelle se trouvent de nombreux points rouges, sous forme de piqueté hémorrhagique. Celui-ci se trouve sur une assez grande quantité de la région dorsale, (2 à 3 centimètres.)

Le *bulbe rachidien* est diminué de volume, à son niveau existent de nombreuses plaques d'arachnitis, la paroi inférieure du quatrième ventricule a une teinte grisâtre et est comme chagrinée. La consistance de cet organe est plus considérable qu'à l'état normal ; mais à l'œil nu on ne constate pas de lésions.

Au niveau de la *protubérance* existent également quelques plaques d'arachnitis, surtout au niveau de la moitié inférieure ; dans cette région, le tissu est plus ferme qu'au niveau de la moitié supérieure.

Le *cerveau* paraît sain, les *méninges cérébrales* ne sont pas épaissies.

Les *racines nerveuses* aussi bien celles des nerfs crâniens que celles des nerfs spinaux sont saines, seules les bandelettes optiques sont atrophiées ainsi que le chiasma et les nerfs optiques qui sont indurés et présentent une teinte grise. Les papilles sont rétrécies et excavées.

Les *muscles* des membres inférieurs sont rigides, leur coloration et leur volume n'offrent rien de particulier.

Il en est de même de tous les autres organes.

Examen histologique. — La moelle traitée par les réactifs ordinaires présente à un faible grossissement sur des coupes transversales une coloration rouge intense de toute la zône corticale de la substance blanche et dans le reste de l'étendue de celle-ci des îlots également rouges qui tranchent sur le fond rose de la préparation. A un grossissement un peu plus fort, on constate que de la face profonde de la pie-mère épaissie partent des prolongements conjonctifs fibrillaires qui s'enfoncent dans l'épaisseur de l'axe médullaire et qui deviennent de moins en moins apparents à mesure qu'on se rapproche de la substance grise : ce sont eux qui donnent à la couche corticale cette coloration rouge vif.

Les îlots conjonctifs que nous avons signalés plus haut, siègent surtout dans l'épaisseur des cordons postérieurs et des cordons latéraux ; dans les cordons antérieurs, on en rencontre également, mais moins nombreux et moins volumineux. Ils affectent la forme de rosaces, de tourbillons constitués par du tissu conjonctif nettement fibrillaire.

Les vaisseaux, aussi bien les veines que les artères, sont entourés d'épais anneaux conjonctifs dont les dimensions sont proportionnelles au calibre des vaisseaux. Le paroi de ceux-ci est notablement hypertrophiée et sur certaines préparation leur calibre semble rétréci. Ces altérations se rencontrent indistinctement sur tous les canaux sanguins aussi bien ceux qui rampent dans la pie-mère que ceux plongés au sein de la substance médullaire.

Les tubes nerveux atrophiés dans les points où la prolifération conjonctive est très avancée, c'est-à-dire dans les conches corticales de la moelle, ne font défaut en aucun point ; on les trouve même dans les îlots scléreux les plus épais, mais leurs dimensions sont alors fort restreintes. A côté de ces fibres atrophiées, il en est d'autres dont le cylindre axe a acquis des dimensions considérables, le volume de celui-ci est plus de quatre fois supérieur à ses dimensions normales ; en revanche la myéline qui l'entoure a presque disparu.

La substance grise a conservé son aspect ordinaire, les grosses cellules des cornes antérieures sont saines en apparence, peut-être leur volume est-il un peu moins considérable que d'habitude ; mais sans qu'il soit possible de l'affirmer.

La pie-mère et l'arachnoïde accolées sont considérablement épaissies, elles ne forment plus qu'une seule membrane de nature fibrillaire ; dans les couches les plus superficielles on y trouve, en outre, des cellules embryonnaires ; les plaques d'arachnitis sont également formées de tissu fibreux, mais tellement dense que les faisceaux qui les constituent sont peu distincts.

Les lésions que nous venons de décrire occupent toute l'étendue de la moelle, elles sont cependant plus prononcées au niveau des renflements et plus particulièrement au niveau du renflement lombaire.

En somme, il s'agit là de cette forme de myélite chronique diffuse bien étudiée par notre maître M. Hallopeau et désignée par M. Vulpian sous le nom de *leucomyélite diffuse vraie.*

L'examen de la portion ramollie montre à l'état frais que la bouillie qui la compose est constituée par des globules sanguins altérés, de nombreux leucocytes, des corps granuleux et des éléments nerveux presque essentiellement constitués par des cylindres d'axe. On y trouve aussi des gouttelettes fortement réfringentes analogues à de la graisse et vraisemblablement développées aux dépens de la myéline qui ici a presque disparu. Enfin on y rencontre aussi des débris de vaisseaux sanguins à paroi embryonnaire chargée de gros noyaux analogues à ceux qui recouvrent les glomérules du rein. Les mêmes altérations se rencontrent après durcissement, mais moins distinctement qu'à l'état frais.

Il s'agit donc là d'un foyer d'*hématomyélite*, foyer par infiltration développé dans une moelle déjà malade depuis longtemps, ce qui est la règle dans ces conditions ainsi que les recherches de notre maître M. le professeur Hayem l'ont établi.

Dans le *bulbe* les lésions affectent la même disposition que dans la moelle, dans toute la substance blanche de cet organe, on retrouve des îlots conjonctifs à branches multiples et contournés et les vaisseaux sont entourés d'une couche conjonctive qui leur forme comme une coque, une sorte d'étui fibreux. La prolifération conjonctive est d'autant plus abondante qu'on approche davantage du plancher du quatrième ventricule ; en ce dernier point la préparation a une teinte rouge vif. Les noyaux des nerfs bulbaires sont très distincts, les cellules qui les constituent ont conservé leurs dimensions normales, mais elles sont tassées les unes contre les autres, de telle sorte que le volume de la totalité du noyau envisagé est moins considérable que d'habitude : cette particularité est des plus manifestes au niveau des gros noyaux comme ceux de l'hypoglosse et du pneumogastrique. Immédiatement en dehors de ceux-ci on trouve une zône conjonctive fibrillaire qui les enserre. Les olives tranchent par leur intégrité au milieu de tous ces points sclérosés.

A mesure que l'on approche de la protubérance, les lésions sont de moins en moins accusées et dans la moitié supérieure de cet organe, elles sont à peines distinctes.

Il s'agit donc là d'une *sclérose diffuse du bulbe* reconnaissant la même origine que l'altération médullaire et rendant parfaitement compte des accidents qui ont amené si rapidement la mort.

En résumé, le malade dont nous venons de rapporter l'histoire, amaurotique depuis plusieurs mois, fut pris brusquement un jour de paraplégie motrice et sensitive avec incontinence d'urine, et huit jours après, il tomba tout à coup dans le coma et mourut dans l'espace de dix minutes. Malheureusement les renseignements que nous avons pu recueillir sur son état de santé antérieur sont incomplets et nous ne savons pas s'il avait présenté ces symptômes vagues, tels que douleurs névralgiques, engourdissement, etc., qui semblent se montrer parfois chez les individus atteints de lésions chroniques des méninges spinales. A l'autopsie, on trouva au niveau de la moelle et du bulbe des lésions anciennes de méningo-myélite chronique diffuse propagée au bulbe ; en ce dernier point, la sclérose était très prononcée et rendait parfaitement compte des accidents brusques qui avaient amené la mort du malade. Ajoutons qu'à part une diminution de volume de la moelle, une consistance plus grande qu'à l'état normal et les plaques d'arachnitis à son niveau, elle ne présentait rien d'apparent à l'œil nu et que l'examen microscopique seul pouvait donner une idée exacte des altérations qu'elle présentait.

Ce fait démontre donc que la méningo-myélite chronique diffuse, n'est pas toujours une affection qui reste cantonnée à la moelle ; mais bien un de ces processus à marche ascendante envahissante qui peut, chez certains individus, se propager à l'encéphale, et manifester son existence par des accidents de même nature que ceux signalés dans la sclérose en plaques et l'ataxie locomotrice.

Quant à la gravité qu'ils ont revêtue chez notre malade, nous croyons qu'il s'agit là d'un cas exceptionnel ; du moins toutes les recherches que nous avons faites pour trouver une observation pouvant être rapprochée de la nôtre, sont-elles restées sans résultat. Le seul fait présentant quelque ressemblance avec celui que nous venons de rapporter, a été publié par M. Vulpain dans ses leçons sur les maladies du système nerveux (p. 139). Il s'agit, dans ce cas, d'une femme de 49 ans, qui mourut dans le coma, après avoir présenté plusieurs attaques épileptiformes et à l'autopsie de laquelle on trouva, sur les méninges spinales, de nombreuses plaques d'arachnites. La moelle, le bulbe et le cerveau, à part une légère teinte hortensia, paraissent sains, malheureusement l'examen histologique n'est pas mentionné dans l'observation.

4° ATROPHIE MUSCULAIRE PROGRESSIVE ET SCLÉROSE LATÉRALE AMYOTROPHIQUE

Les deux affections dont nous allons nous occuper maintenant se compliquent souvent d'accidents, qui au premier abord, offrent quelque ressemblance avec ceux que nous étudions, mais qu'il importe cependant d'en séparer avec soin. Ils consistent, on le sait, en accès d'étouffement avec menace d'asphyxie ou, au contraire, en lipothymies, syncopes qui, une fois apparues, se répètent à des intervalles rapprochés et finissent dans une dernière crise par emporter le malade. Ce danger apparaît ordinairement à une période avancée de la maladie, plus rarement, il se manifeste dès les premières phases (forme bulbo-spinale d'Hallopeau) et n'est que l'indice de l'altération des nerfs bulbaires, plus particulièrement de celle des pneumogastriques qui fait partie du syndrome paralysie labio-glosso-laryngée. Ces troubles se rencontrent dans toutes les lésions intéressant à la fois les deux nerfs vagues, soit à leur origine, soit dans leur trajet, ils peuvent être reproduits expérimentalement sur les animaux, et amènent la mort par asphyxie, ou par syncope, et n'ont par conséquent rien de commun avec les vertiges et les attaques apoplectiformes qui nous occupent seuls.

Cependant, dans ces derniers temps, M. le D* Joffroy a publié (*Archives de Neurologie*), une observation dans laquelle ces accidents se trouvent signalés précisément à cause de leur rareté, et associés à des crises gastriques ; la marche de l'atrophie musculaire, dans ce cas, diffère notablement de ce qu'elle est habituellement dans la maladie d'Aron-Duchenne, aussi M. Joffroy évite-t-il de prononcer les mots d'atrophie progressive. L'autopsie n'ayant pu être

faite, le diagnostic anatomique, tout en ayant pour lui de
grandes probabilités, ne peut être établi avec certitude ;
c'est là une lacune qui sera comblée sans doute par la suite.

OBSERVATION XII (résumée).

Publiée par M. A. Joffroy, dans les *Archives de Neurologie*, 1881, p. 232.

Convulsions générales avec perte de connaissance à 16 ans ; Accès
comateux répétés, suivis de paralysies partielles ; Crises gastriques ;
Paraplégie ; Atrophie musculaire.

X....., âgé de 24 ans, ne présente aucun antécédent hérédi-
taire bien net ; sa mère, cependant est nerveuse et fort impres-
sionnable.

A l'âge de 16 ans, étant au collège, il fut pris un jour subitement de malaise, puis de convulsions généralisées avec perte
de connaissance. Ces convulsions furent suivies d'un sommeil
comateux qui persista pendant trois jours. Quand le malade
revint à lui, il ne se souvenait de rien et ne savait pas combien
de temps les accidents avaient duré. Il ressentait une fatigue
générale très marquée, mais ne présentait aucun trouble intel-
lectuel. Le rétablissement complet de la santé fut assez rapide.

Il séjourne ensuite en Allemagne, où il mène une existence
assez agitée. En 1876, à la suite de fatigues corporelles et d'un
refroidissement, il est pris de vertiges, puis de perte de connaissance. Il eut ensuite un sommeil comateux dont il sortit
peu à peu en quelques heures, sans troubles de l'intelligence.
On gagna ainsi la nuit suivante, qui semblait ne devoir amener
aucun accident, lorsque le malade se réveille vers les deux ou
trois heures du matin et fut surpris de trouver ses mains
impuissantes et complètement inertes. Les mains étaient tom-
bantes, comme entraînées uniquement par leur propre poids ;
les doigts étaient faibles et à demi fléchis, et presque complètement paralysés. A peine y avait-il un léger mouvement
volontaire d'extension dans l'articulation du poignet. Il n'y
avait pas de paralysie des muscles des bras ou des épaules ; il
n'y avait non plus aucun phénomène paralytique des membres

9

inférieurs, aucune altération de la sensibilité, aucun affaiblissement de la vessie et du rectum.

Un mois après, il était légèrement amélioré, lorsqu'il fut pris de *crises gastriques* caractérisées par des douleurs exacerbantes au creux épigatrique, avec irradiations douloureuses dans le tronc et les membres et une sensation très pénible de faiblesse musculaire. Il y avait aussi un certain degré d'hypéresthésie cutanée. Enfin, à chaque instant, les douleurs stomacales devenaient plus intenses et s'accompagnaient de nausées ou de vomissements bilieux. Ces accidents ne prirent fin qu'après deux jours, et alors le malade se trouva plus affaibli et se servant moins bien de ses bras. En outre, pendant quelque temps, il présenta une teinte jaunâtre des sclérotiques. En résumé, après cette crise, il y eut non-seulement perte de l'amélioration qui s'était produite, mais on constata une aggravation manifeste des symptômes paralytiques. Trois ou quatre crises semblables, séparées par un intervalle de deux trois semaines, se produisirent successivement, détruisant chaque fois l'amélioration produite dans la période de repos et toujours augmentant l'impuissance musculaire. Entre deux crises, il y eut au plus une période de deux mois de calme.

Au mois de juin 1876, (3 mois après le début) il eut à Spa où il était en traitement, une cinquième crise analogue aux précédentes, mais beaucoup plus forte. Cette crise, précédée d'un affaiblissement progressif des membres inférieurs, ne consista qu'en douleurs excessivement vives avec vomissements, sans convulsions, ni délire, ni perte de connaissance. Après deux ou trois jours, la crise cessa, et le malade put retourner chez lui, (à Verviers) marchant très difficilement, traînant les pieds et buttant au moindre obstacle. A partir de cette époque, X... eut environ tous les deux mois une crise analogue à celle que nous avons décrite, laissant chaque fois après elle un affaiblissement plus grand qu'auparavant.

En février 1877, il y eut une crise très violente, après laquelle le malade ne marcha plus qu'avec une extrême difficulté. Il ne se rappelle pas si, pendant cette crise, il y a eu perte de connaissance.

En mars, survint une nouvelle crise à la suite de laquelle X... vint à Paris consulter M. Charcot. Le traitement prescrit consista en deux douches quotidiennes très courtes, et en applications méthodiques d'électricité (faradisation et galvanisation trois fois par semaine.)

Voici quel était l'état du système musculaire : les deltoïdes sont affaiblis, mais peu atrophiés. On constate dans les muscles une diminution peu considérable de la contractilité faradique, et la contractilité galvanique donne manifestement la réaction de dégénérescence. Ce n'est que très lentement et avec effort que le malade parvient à lever les bras en haut; mais alors, il arrive à lever l'épaule presque aussi haut que possible. Les muscles des bras ne présentent rien de particulier à noter. A l'avant-bras, au contraire, il y a une atrophie peu marquée des fléchisseurs et des radiaux ; mais la diminution de volume est très accentuée pour les muscles de la région postérieure. Cette lésion correspond à la chute de la main, qui est habituellement en flexion légère sur le poignet, et à l'impossibilité où se trouve le malade de mettre cette articulation en extension. Les extenseurs de la main et des doigts répondent très peu à la faradisation, mais répondent à la galvanisation et donnent très nettement la réaction de dégénérescence.

A la main, les muscles interosseux et ceux de l'éminence thénar sont très atrophiés et réagissent de la même façon que les précédents. Du reste, l'atrophie de l'éminence thénar est tellement marquée, que tous les muscles paraissent avoir complètement disparu à ce niveau. La main est en griffe, flasque, mobile sur le poignet et constituant une vraie main de polichinelle.

Aux membres inférieurs, il y a un affaiblissement général du système musculaire et, en particulier, une parésie très notable des psoas-iliaques. A la cuisse, ce sont particulièrement les triceps cruraux qui sont affaiblis et atrophiés. A la jambe, les muscles les plus atrophiés sont ceux de la partie antéro-externe, surtout du côté gauche ; et tandis que tous les autres muscles des membres inférieurs répondent normalement ou presque normalement à l'électricité, ces derniers ne répondent plus à la faradisation. Ici encore, on note la réaction de dégénérescence.

Après six mois de traitement, l'amélioration était telle que le malade pouvait marcher seul, les muscles atrophiés avaient reparu en partie, la jambe gauche seule restait un peu faible. Les deltoïdes, les extenseurs des doigts et les muscles des éminences thénars avaient recouvré presque leur volume et leur contractilité normale.

En novembre 1877, il retourne en Belgique et y mène une vie irrégulière ; excès alcooliques et excès vénériens. Au bout de six semaines des vomissements étant survenus, il revient à Paris.

Le jour même de son arrivée, il eut, comme au début de sa maladie, une attaque convulsive avec contraction de tous les membres surtout à gauche ; perte de connaissance et coma prolongé. Je vis alors le malade. Il y avait perte absolue du sentiment et l'on ne parvenait qu'à le tirer très incomplètement de sa torpeur ; alors il entr'ouvrait les yeux, regardait un moment dans le vide et marmottait des paroles incompréhensibles. *La peau était brûlante* et le pouls petit et très rapide, la respiration était très irrégulière (Cheine-Stokes), la sensibilité fortement émoussée, presque nulle. Il n'y avait d'incontinence ni de l'urine, ni des matières fécales.

Le lendemain, le malade revint à lui progressivement. Il put se lever ; mais le soir même, il eut nouvelle attaque semblable à la précédente et après la période convulsive, X....., resta plongé dans un coma profond jusqu'au lendemain dans la matinée. Pendant quelques heures, il y eut, comme la veille, abolition et ensuite obnubilation de l'intelligence ; puis, peu à peu, le malade revint à son état normal. Les jours suivants, il y eut une véritable convalescence, comme à la suite d'une affection aiguë.

La faiblesse était un peu plus marquée dans les mains et dans les jambes, mais sans nouvelle poussée d'atrophie. En somme ces derniers accès très violents, ne paraissent avoir causé qu'une aggravation peu marquée dans l'état antérieur du malade.

Après quelques semaines d'un traitement régulier par l'électricité et l'hydrothérapie, il revint de nouveau à un état fort satisfaisant qui alla en s'améliorant jusqu'en mars 1880, où l'on note l'état suivant :

X....., marche régulièrement et peut faire plusieurs kilomètres sans fatigue appréciable ; cependant les triceps cruraux, et surtout le groupe antéro-externe des muscles de la jambe gauche, présentent encore une diminution notable de la contractilité faradique. Aux membres supérieurs, il existe aussi

un certain degré de faiblesse des muscles de l'avant bras, surtout des muscles de la région postérieure. Aux mains, on
remarque encore l'amaigrissement des éminences thénars et
même des espaces interosseux, mais tous les mouvements sont
exécutés par X....., et, en somme, il a recouvré l'usage de ses
mains.

5° AFFECTIONS LOCALISÉES A CERTAINS ÉTAGES DE LA MOELLE

Jusqu'ici nous ne nous sommes occupé que des affections intéressant l'axe médullaire dans sa totalité et pouvant même se propager aux diverses parties constituantes de l'encéphale, de façon que le système nerveux central se trouve tout entier lésé et qu'il n'est pas toujours facile au premier abord de démêler les manifestations qui doivent être rattachées aux lésions de telle ou telle partie de cet appareil. Il nous reste maintenant à passer en revue un certain nombre d'affections localisées à la moelle épinière qui peuvent l'atteindre sur toute son étendue, mais qui, une fois développées en un point, y restent cantonnées ou n'entraînent à leur suite que des lésions secondaires de dégénérescence toujours identiques à elles-mêmes. Aussi nous attacherons-nous bien moins à étudier chacune des affections qui entrent dans ce groupe, qu'à les envisager en bloc suivant l'étage de l'axe médullaire qui est lésé; de la sorte se trouveront réunies côte à côte des maladies n'ayant aucun lien étiologique commun, mais pouvant être rapprochées, au point de vue qui nous intéresse, par la nature des troubles qu'elles engendrent. Telles sont les compressions de la moelle, quelle qu'en soit la cause (fractures, luxations, carie vertébrale, pachy-méningite), les plaies, les myélites transverses, etc.

Nous passerons donc successivement en revue : 1° les lésions de la région cervicale; 2° celles de la région dorso-lombaire.

A. — LÉSIONS DE LA RÉGION CERVICALE DE LA MOELLE

Les attaques apoplectiformes qui peuvent survenir dans le cas de lésion de la région cervicale de la moelle ont été signalées par un nombre assez considérable d'auteurs parmi lesquels nous signalerons Ogle (1), Halberton (2), Rotureau (3) et bien étudiées par M. le professeur Charcot (4) qui en a donné une description détaillée.

En général, c'est à la suite des compressions de l'axe médullaire qu'on les observe, elles surviennent chez des individus présentant par le fait même de leur affection un *ralentissement du pouls* qui, chez certains sujets, peut tomber à 30, 20 pulsations par minute, et des *troubles oculo-pupillaires*, qui dénotent alors la participation du centre ciliospinal à la lésion. Parfois elles alternent avec des accidents qui présentent avec elles de nombreuses analogies, telles sont les *attaques syncopales* et *épileptiformes*. Souvent mêmes, d'après M. Charcot, chaque perte de connaissance revêt trois phases distinctes : l'une, primitive, de courte durée, syncopale, pendant laquelle le pouls se ralentit ou même se suspend complètement ; la seconde, apoplectique, est caractérisée par la réapparition du pouls et la respiration stertoreuse. Chez certains sujets, cette phase peut être suivie de retour à la connaissance sans accident ultérieur, mais parfois aussi on note vers la fin de l'accès des mouvements épileptiformes généralisés de courte durée à la suite desquels le malade recouvre connaissance.

La compression est-elle brusque, l'attaque apoplectiforme pourra survenir peu de temps après l'accident ; si, au contraire, elle se fait graduellement, la première perte de connais-

(1) Pathol. Society, 1869, p. 89.
(2) Med. chir. Trans., t. XXIV, London, 1844.
(3) *Union médic.*, 1er mars 1870, n° 25, p. 331.
(4) Leçons sur les mal. du syst. nerveux, t. II, 3e éd., p. 140.

sance apparaîtra de préférence à une époque éloignée du début de l'affection alors que les autres troubles : ralentissement du pouls, congestion de la face, troubles oculo-pupillaires, paraplégie brachiale, déformation de la région cervicale existeront depuis longtemps. Il n'y a du reste rien de fixe à cet égard : ainsi dans le cas rapporté par le Dr Hulberton, il s'agissait d'une fracture de la colonne vertébrale et la première attaque apoplectique n'eut lieu que deux ans après l'accident.

Une fois apparues, ces attaques se répètent à des intervalles variables, mais généralement assez rapprochés et fréquemment elles entraînent la mort du malade dans le cours de l'une d'elles. Ainsi, pour être moins fréquentes que dans la sclérose en plaques et l'ataxie locomotrice, elles n'en sont pas moins graves, loin de là : il semble même que le processus morbide concentre toute son action, toute son énergie sur le bulbe pour en anihiler le fonctionnement et compromettre d'autant plus sûrement l'existence.

Le danger est d'autant plus imminent que la lésion siège plus haut; cependant il se rencontre encore lorsque celle-ci atteint l'extrémité inférieure de la région cervicale (Obs. XIV) et même le niveau des deux premières paires dorsales.

OBSERVATION XIII (résumée).

Ralentissement du pouls. — Attaques syncopales et apoplectiformes survenues pour la première fois deux ans après un traumatisme, suite de chute; par Th. Halberton. (*Médico Chirurg. Transaction*, 1841, London.

Un gentleman, âgé de 64 ans, étant à la chasse au mois de novembre 1834, tomba de cheval sur la tête, le menton portant violemment sur le sternum. Il perdit connaissance et revenant à lui se plaignit de « s'être cassé le cou ». Il accusait de grandes douleurs au niveau de la partie la plus élevée de la colonne vertébrale. Il était sans force, et ne pouvait se mouvoir dans son lit ; il était dans l'impossibilité complète d'exécuter les mouvements de rotation de la tête, on lui appliqua des ventouses et la tête fut soutenue par un collier à air.

La douleur du cou persista environ six semaines. Au bout de rois mois, on put le transporter à Londres et enfin un an après l'accident il paraissait en excellente santé, mais se plaignait toujours d'une certaine difficulté à mouvoir la tête.

En janvier 1877, il eut pour la première fois une syncope, le médecin qu'on envoya chercher, constata que le pouls ne battait que vingt fois par minute, six mois après survint une seconde syncope.

A partir de cette époque les attaques syncopales se repétèrent assez fréquemment « et se rapprochèrent de plus en plus à mesure qu'ils devenaient plus longs. Le plus souvent, dans ces crises l'état syncopal faisait place bientôt à des phénomènes *apoplectiformes* et épileptiformes…… Le pouls, qui dans les conditions ordinaires, était en moyenne à 33, tombait à 20, à 15 même aux approches de l'accès, et il cessait momentanément de battre lorsque celui-ci avait éclaté », la mort survint dans le cours de l'une d'elle en tout semblable à celles qui avaient précédé (avril 1840). L'autopsie faite par Lister, permit de constater que la partie supérieure du canal spinal et le trou occipital étaient considérablement rétrécis dans le diamètre antéro-postérieur ; à peine ce dernier pouvait-il admettre le petit doigt.

La dure-mère et le ligament qui recouvre la partie postérieure du corps de l'axis, étaient très épaissis. L'atlas avait conservé sa situation normale, mais les articulations qui l'unissent à l'occipital avaient subi l'ankylose osseuse, de manière à ne permettre aucun mouvement ». (Charcot).

OBSERVATION XIV (résumée).

Rosenthal Zeitsch. f. prait. Heilk, n° 46. 1866.

Un garçon de 15 ans, reçut un coup de couteau au niveau de la sixième vertèbre cervicale : il eut dans les 24 heures qui suivirent l'accident des *troubles passagers de la connaissance* et une hémi-parésie droite. On nota ensuite une dilatation des deux pupilles, surtout de la gauche, et pendant 4 semaines, le pouls oscilla entre 56 et 48 battements par minute: 3 mois après, la guérison était complète.

B. — LÉSIONS DE LA RÉGION DORSO-LOMBAIRE DE LA MOELLE

Malgré tout le soin que nous ayons apporté à la recherche des attaques apoplectiformes consécutives aux lésions de la région dorso-lombaire, nous n'avons pu réussir à en trouver une seule dans laquelle elles soient notées d'une façon indiscutable, comme le sont, par exemple, les attaques épileptiformes survenues dans les mêmes conditions. Celles-ci, très fréquentes chez les animaux sont, au contraire, exceptionnelles chez l'homme ; toutefois, M. Brown-Séquard est parvenu à en réunir un certain nombre d'exemples qui en légitiment la description.

Il nous est arrivé cependant, en parcourant les observations les plus diverses (myélite transverse, compression de la moelle, etc.), de trouver signalés des vertiges, des pertes de connaissance, des accidents comateux de diverse nature, mais en dépouillant tous ces faits, nous n'en avons pas trouvé un seul pouvant entraîner la conviction. Les uns, en effet, se rapportaient à des hystériques qui, en même temps qu'une paraplégie avec contracture, avaient des attaques mal caractérisées ; les autres, des syphilitiques paraplégiques chez lesquels, à une époque plus ou moins éloignée du début de leur affection, on voyait apparaître des troubles de la vue, des attaques comateuses pouvant bien mieux être rattachées à des lésions encéphaliques ou bulbaires de même nature que la myélite lombaire, que mises sur le compte de celle-ci. Dans un cas, enfin, que nous avons rapporté (Observation XI), le malade était paraplégique depuis 8 jours, lorsqu'il tomba brusquement dans le coma et mourut peu après ; mais ici il s'agissait d'un sujet atteint de méningo-myélite chronique diffuse avec sclérose bulbaire, chez lequel la paraplégie et l'attaque comateuse, par conséquent, relevaient d'altérations anatomiques siégeant en des points différents de l'axe médullaire.

En résumé, sans nier la possibilité des attaques apoplecti-formes chez les malades atteints de lésion de la région dorso-lombaire de la moelle, nous ne croyons pas qu'il existe une seule observation avec autopsie, permettant de rattacher la perte de connaissance à une action à distance de la lésion médullaire; c'est dire que rien jusqu'ici n'autorise à en admettre l'existence d'une façon indiscutable.

TROISIÈME PARTIE

PHYSIOLOGIE PATHOLOGIQUE

Les faits que nous venons d'étudier, tout en offrant au point de vue symptomatologique une similitude d'aspect parfaite, présentent cependant une pathogénie complexe qui oblige de les diviser en plusieurs catégories.

Tout d'abord nous devons ranger à part les cas dans lesquels un malade atteint d'une affection médullaire quelconque, est frappé brusquement d'hémorrhagie ou de ramollissement cérébral. Ici il n'y a qu'une simple coïncidence imputable à l'altération vasculaire qui atteint parfois simultanément le cerveau et la moelle, ainsi que MM. Liouville et Hayem (1) l'ont démontré. Dans ces cas, le symptôme hémiplégie évoluera sans être influencé par l'affection médullaire antérieure.

Chez d'autres malades, et ceux-ci sont fort nombreux, ce n'est plus la moelle seule qui est atteinte mais bien tout le système nerveux central ; à côté de foyers scléreux dans la moelle, on en trouva d'analogues dans les *hémisphères cérébraux ;* à côté de lésions systématisées de la moelle, on rencontre tous les degrés de la périencéphalite diffuse. Ici l'interprétation est facile, aux altérations médullaires sont imputables les troubles locomoteurs ; aux lésions cérébrales appartiennent les accidents vertigineux et apoplectiformes. Ceux-ci servent, dès lors, à établir que l'on a affaire non pas à une affection localisée des centres nerveux, mais bien à un processus morbide diffus pouvant les frapper dans toute leur étendue.

(1) *Bullet. de la Soc. de Bioloyie*, 1869, et th. d'agr., Hayem, 1872.

Enfin, dans quelques cas, dans un assez grand nombre même, les hémisphères cérébraux sont intacts, mais on retrouve au niveau du *mésocéphale, du bulbe en particulier* des altérations suffisantes pour expliquer les troubles constatés pendant la vie. Il semble alors que la lésion soit restée cantonnée en ces points pour y concentrer son action. Si les troubles intellectuels en effet, font défaut ici, il n'en est pas de même des manifestations bulbaires; presque toujours, en effet, on relèvera dans l'histoire de ces sujets des accidents divers tels que paralysies oculaires, névralgies faciales, troubles de la parole, surdité, crises laryngées, ralentissement du pouls, etc., qui ne laissent aucun doute sur leur origine. Souvent aussi dans ces conditions, les attaques apoplectiformes alterneront ou se combineront avec des crises syncopales ou épileptiques dont le point de départ bulbo-protubérantielle est des mieux établis. Enfin, chez certains malades, tous les troubles d'origine bulbaire que nous venons d'énumérer, apparaîtront, pour la première fois, à l'issue d'une perte de connaissance et resteront comme le reliquat de la perturbation apportée au fonctionnement du bulbe.

Ce groupe tend à réunir, de jour en jour, un plus grand nombre de cas ; après les accidents bulbaires de la sclérose en plaques ont été décrits ceux de l'ataxie locomotrice qui peuvent se montrer à diverses périodes de cette affection, récemment encore MM. Landouzy et Déjerine décrivaient les altérations du bulbe qui accompagnent les crises laryngées, M. Joffroy attirait l'attention sur la possibilité des pertes de connaissance qui peuvent accompagner le début de l'atrophie musculaire ; nous-même, enfin, avons publié une observation avec autopsie, montrant que dans les cas de méningo-myélite chronique diffuse le bulbe pouvait être atteint et que cette altération était capable d'entraîner la mort des malades dans le coma après avoir donné naissance précédemment à des attaques apoplectiformes des mieux caractérisées.

Pour ce qui est de l'*action à distance* nous avons vu précédemment qu'il n'existe actuellement aucun cas nous autorisant à en admettre l'existence, à l'inverse de ce qui a lieu pour les attaques épileptiformes généralisées qui compliquent parfois les compressions de la région dorso-lombaire de la moelle.

Mais si l'existence de lésions cérébrales ou bulbo-protubérantielles est nécessaire pour expliquer la production des attaques apoplectiformes ou des accidents vertigineux, est-il vrai que ceux-ci méritent réellement le nom d'*accidents congestifs* qu'on leur donne communément. Chez bon nombre de malades ayant succombé dans le cours d'une attaque apoplectiforme on a signalé à l'autopsie une congestion intense des vaisseaux encéphaliques, mais dans une quantité de cas au moins égale cette congestion n'est pas indiquée ou même il est dit d'une façon précise qu'elle n'existait pas.

En parcourant ces observations à ce point de vue, nous nous sommes assuré que les cas dans lesquels cette réplétion des vaisseaux est signalée sont ceux dans lesquels les accidents comateux ont duré un certain temps, ceux dans lesquels la respiration s'est embarrassée lentement et a amené un état asphyxique graduellement croissant. Au contraire, lorsque la mort est survenue rapidement, presque toujours cette congestion fait défaut, ainsi qu'on a coutume de l'observer chez les individus atteints de tumeurs cérébrales ou de vieux foyers hémorrhagiques (Charcot) qui meurent dans le cours d'une attaque apoplectique.

Nous ne croyons donc pas en résumé que cette congestion soit un phénomène primordial, un trouble prœapoplectique, mais bien au contraire un accident ultime, une lésion cyanique que l'on peut rencontrer dans les cas d'asphyxie quelle qu'en soit la cause. C'est là un effet fréquent de l'état comateux, mais non pas la cause de celui-ci.

Du reste, si l'on admet ainsi que nous nous sommes attaché
à le démontrer, que, dans tous les cas, où ces attaques apparaissent, il existe des lésions encéphaliques ou bulbaires, il
n'est pas besoin, croyons-nous, pour les expliquer, de faire
intervenir forcément une congestion des vaisseaux encéphaliques. Il se passe ici, ce que l'on observe chez les sujets
porteurs de tumeurs cérébrales ou de vieux foyers hémorrhagiques auxquels nous faisions allusion tout à l'heure :
ces altérations de la substance nerveuse peuvent être envisagées, en effet, comme des corps étrangers qui irritent les
éléments nerveux et mettent en jeu leur excitabilité propre.

CONCLUSIONS

I. — Des accidents vertigineux et apoplectiformes peuvent se montrer, à titre de complication, dans un certain nombre d'affections médullaires parmi lesquelles nous signalerons la sclérose en plaques, l'ataxie locomotrice, les myélites chroniques diffuses, peut-être l'atrophie musculaire progressive.

II. — On les rencontre encore dans les lésions localisées à la région cerviale de la moelle ; ils sont alors d'autant plus fréquents que la zône lésée avoisine davantage le bulbe; ils' coexistent souvent alors avec le pouls lent permanent, les troubles oculo-pupillaires, les attaques syncopales ou épileptiformes.

III. — Ils font défaut dans les affections localisées à la région dorso-lombaire de la moelle, de sorte qu'on ne peut les expliquer par une *action à distance*.

IV. — Dans tous les cas où ils se rencontrent, ils présentent les mêmes caractères *généraux*, et ne diffèrent que par quelques *particularités* d'importance secondaire.

V. — Ils peuvent apparaître à toutes les périodes de l'affection ; mais acquièrent leur plus grande fréquence au début de celle-ci.

VI. — Ceux qui se montrent à une période avancée de l a maladie sont d'un pronostic beaucoup plus grave que lorsqu'ils apparaissent au début.

VII. — Chez bon nombre de malades ils accompagnent des phénomènes d'ordre cérébral : délire passager, perte de la mémoire, hémiplégie, etc., ou bulbaire : embarras de la parole, paralysies oculaires, surdité, crises laryngées, e tc.

VIII. — Ils sont parfois l'occasion de l'apparition des premiers troubles locomoteurs; lorsque ceux-ci existent déjà ils les aggravent brusquement. Cette période d'aggravation est suivie d'une phase de rémission pendant laquelle les troubles locomoteurs diminuent, mais sans jamais atteindre le degré qu'ils présentaient avant l'attaque. De sorte, qu'en définitive, chacune d'elles peut être considérée comme une poussée aigue.

IX. — Parmi ces accidents, les uns peuvent être rattachés à des complications telles que hémorrhagie, ramollissement et être envisagés comme une pure coïncidence.

X. — Les autres, c'est-à-dire ceux qui ont fait surtout le sujet de notre mémoire sont désignés ordinairement sous le nom d'*accidents congestifs*; mais cette congestion encéphalique n'existe pas dans tous les cas.

XI. — Elle apparaît surtout lorsque l'attaque apoplectiforme s'est prolongée, lorsque la respiration s'est embarrassée progressivement et qu'une asphyxie agonique s'est manifestée.

XII. — Dans les cas, au contraire, où la mort survient rapidement, la congestion encéphalique fait défaut ou est peu prononcée.

XIII. — Chez tous les sujets ayant succombé dans le cours d'une attaque apoplectiforme, on trouve des altérations, soit des hémisphères cérébraux, soit du mésocéphale.

XIV. — Celles-ci consistent généralement en foyers scléreux et peuvent être assimilées aux tumeurs cérébrales et aux vieux foyers d'hémorrhagie ou de ramollissement intra-hémisphériques, lesquels sont susceptibles d'engendrer des attaques apoplectiformes sans qu'il soit nécessaire de faire intervenir, pour les expliquer, l'hypothèse d'une congestion encéphalique.

TABLE DES MATIÈRES

Le Mans. — Imp. A. Drouin, 5, rue du Porc-Epic.

www.ingramcontent.com/pod-product-compliance
Ingram Content Group UK Ltd.
Pitfield, Milton Keynes, MK11 3LW, UK
UKHW020023100726
13658UKWH00003B/1072